Dʳ C. CHAUVEAU

RECHERCHES

SUR

L'Histoire de l'Anatomie et de la Physiologie

DES

FOSSES NASALES

Depuis Hippocrate jusqu'à la période spécialistique

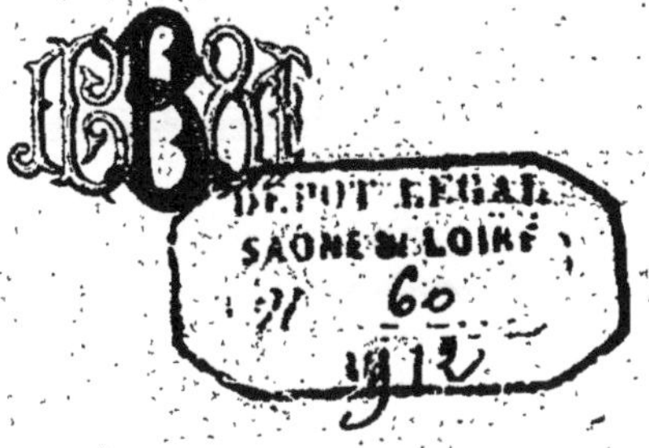

PARIS

LIBRAIRIE J.-B. BAILLIÈRE ET FILS

19, RUE HAUTEFEUILLE, 19

1912

RECHERCHES

L'HISTOIRE DE L'ANATOMIE ET DE LA PHYSIOLOGIE

FOSSES NASALES

Depuis Hippocrate jusqu'à la période spécialistique

OUVRAGES DÉJA PARUS

L'Hygiène de l'oreille, par le professeur HAUG, de Munich, traduction et annotations, par C. CHAUVEAU et M. MENIER.

L'Hygiène du nez, de la gorge et du larynx à l'état de santé et de maladie, par le professeur H. NEUMAYER, de Munich, traduction et annotations par C. CHAUVEAU et M. MENIER.

Origine naso-pharyngée de la tuberculose pulmonaire humaine, par M. BOULAY et F. HECKEL, de Paris.

Sur la symptomatologie et le traitement de l'aphonie spasmodique et d'autres troubles phonateurs d'origine spasmodique, par H. GUTZMANN, docent à l'Université de Berlin, traduction par M. MENIER.

Thérapeutique des maladies de l'oreille, par HAMMERSCHLAG, docent à l'Université de Vienne, traduction et annotations par C. CHAUVEAU et M. MENIER.

Sur les suppurations du labyrinthe consécutives aux lésions purulentes de l'oreille moyenne (pyo-labyrinthites), par le professeur G. GRADENIGO, de Turin, traduction par M. MENIER.

De la paralysie du moteur oculaire externe au cours des otites, par J. BARATOUX, de Paris.

Éducation et rééducation d'après la physiologie expérimentale, par René MYRIAL, de Paris.

Hystéro-traumatisme de l'oreille, par le professeur DE STELLA, de Gand.

Diagnostic et traitement des tumeurs malignes du sinus maxillaire, par L. JACQUES, de Nancy, et H. GAUDIER, de Lille.

Thérapeutique des maladies de la bouche, du pharynx et du larynx, par A. HEINDL, de Vienne, traduction et annotations par C. CHAUVEAU et M. MENIER.

Rétrècissements du larynx et de la trachée, consécutifs au tubage et à la trachéotomie, par RABOT, SARGNON et BARLATIER, de Lyon.

Tumeurs primitives des sinus du nez, par CITELLI, de Catane, et O. BELLOTI, de Milan, traduction par MENIER, de Figeac.

Formes cliniques du syndrome de Ménière, par M. LANNOIS, professeur adjoint à la faculté de Lyon, et F. CHAVANNE, de Lyon.

Les Phlegmons du cou, d'origine bucco-pharyngée, par J. BROECKAERT, de Gand.

La phonétique expérimentale, considérée au point de vue médical par ZWAARDEMAKER, d'Utrecht, traduction par MENIER, de Figeac.

Lésions du labyrinthe non acoustique démontrées par des recherches cliniques et expérimentales, par TORRETTA, de Gênes.

Végétations adénoïdes, par le professeur CITELLI, de Catane.

Comment interroger l'appareil vestibulaire de l'oreille, par BUYS et HENNEBERT, de Bruxelles.

Le traitement chirurgical des sténoses laryngo-trachéales, par SARGNON, de Lyon.

Avantages, inconvénients et dangers de l'ablation des amygdales palatines, par J. BROECKAERT, de Gand.

Maladies et accidents professionnels des téléphonistes, par CAPART, fils, de Bruxelles.

Traitement chirurgical des antrites frontales (Étude critique des accidents consécutifs), par SIEUR, professeur, et ROUVILLOIS, professeur agrégé à l'école d'application du Val-de-Grâce.

Diagnostic différentiel entre la pyolabyrinthite et l'abcès cérébelleux, par le professeur DE STELLA, de Gand.

Dr C. CHAUVEAU

RECHERCHES

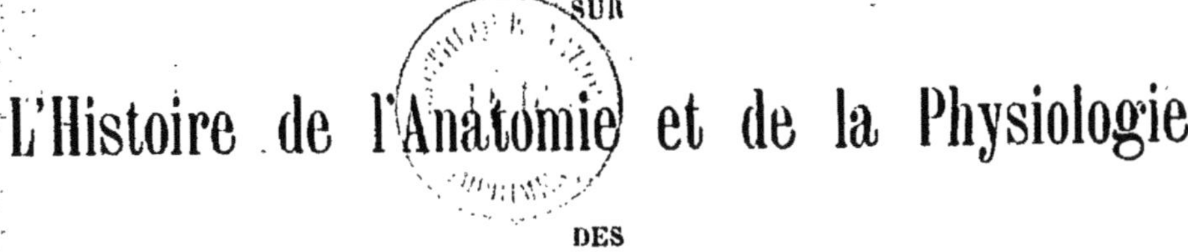

SUR

L'Histoire de l'Anatomie et de la Physiologie

DES

FOSSES NASALES

Depuis Hippocrate jusqu'à la période spécialistique

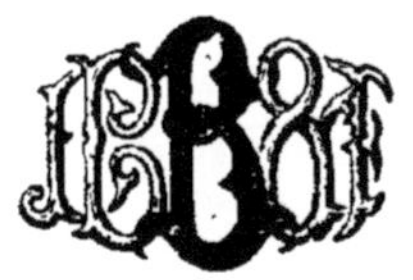

PARIS

LIBRAIRIE J.-B. BAILLIÈRE ET FILS

19, RUE HAUTEFEUILLE, 19

1912

PUBLICATIONS DU MÊME AUTEUR

Des hypertrophies amygdaliennees (Thèse inaugurale).

De quelques symptômes dus à l'hypertrophie de la quatrième amygdale (Amygdale de la langue (*Archives internationales de laryngologie...*, 1892).

Crises syncopales dues à l'hypertrophie de l'amygdale linguale (*Revue de clinique et de thérapeutique*, mai 1894).

Pièce de monnaie dans le larynx (*Revue de clinique et de thérapeutique*, septembre 1895).

Hypertrophie exceptionnellement volumineuse de l'amygdale linguale (La *France médicale*, avril 1898).

Diphtérie nasale (*Journal de clinique et de thérapeutique infantiles*, mai 1898).

Complications infectieuses a la suite de la perforation du lobule de l'oreille (*Journal des praticiens*, août 1898).

Ozène chez un enfant de quatre ans et trois mois. Complications laryngo-trachéales. Mort (*Journal de clinique et de thérapeutique infantiles*, octobre 1898).

Mastoïdite et dérivation (La *France médicale*, mars 1899).

Troubles nerveux, cardiaques, digestifs chez les ozéneux. Contribution à la pathogénie de l'ozène (La *France médicale*, avril 1899).

Érysipèle de la face à répétition, survenant d'un seul côté, chez une femme atteinte d'otite externe chronique légère (La *France médicale*, septembre 1899).

Régression rapide des végétations adénoïdes (La *France médicale*, septembre 1899).

Polype de l'amygdale (*Archives de thérapeutique*, septembre 1899).

Glossodynie latérale papillaire de la région foliée (*Journal des praticiens*, novembre 1899).

Dysphonie fonctionnelle au cours de la syphilis (La *France médicale*, décembre 1899).

Contribution à l'histoire de l'anatomie du pharynx (*Annales des maladies de l'oreille, du larynx, du nez et du pharynx*, décembre 1899).

DES VARIÉTÉS DE GLOSSODYNIE (*Archives générales de médecine,* janvier 1900).

DÉTERMINATIONS NEURASTHÉNIQUES LARYNGÉES (*Tribune médicale,* février 1900).

CONTRIBUTION À L'HISTOIRE DE LA PHYSIOLOGIE DU PHARYNX (*Annales des maladies de l'oreille...,* mars 1900).

QUELQUES NOTIONS UTILES D'ANATOMIE COMPARÉE DU PHARYNX CHEZ LES VERTÉBRÉS (*Annales des maladies de l'oreille...,* avril 1900).

DE CERTAINES COMPLICATIONS LARYNGO-BRONCHIQUES DE L'OZÈNE SIMULANT LA TUBERCULOSE PULMONAIRE (*Journal de médecine interne,* mai 1900).

DE L'INTESTIN CÉPHALIQUE ET DE SES DÉPENDANCES, AU POINT DE VUE DU DÉVELOPPEMENT DU PHARYNX (*Annales des maladies de l'oreille...,* juin 1900).

HYPOKINÉSIE LARYNGÉE GAUCHE HYSTÉRIQUE, D'ORIGINE GRIPPALE, COÏNCIDANT AVEC DES TROUBLES MOTEURS ET SENSITIFS HÉMIPLÉGIQUES DU MÊME CÔTÉ ET DU VOILE DU PALAIS (*Archives générales de médecine,* juillet 1900).

UN CAS DE LEUCOCYTHÉMIE SYMPTOMATIQUE D'UN LYMPHOSARCOME AMYGDALIEN, AVEC ENVAHISSEMENT DES QUATRE AMYGDALES ET GÉNÉRALISATION AUX GANGLIONS (Congrès de Paris, août 1900. Section de rhino-laryngologie).

PARALYSIE HYSTÉRIQUE DE LA CORDE VOCALE GAUCHE AVEC PARÉSIE CONCOMITANTE DU STERNO-MASTOÏDIEN ET DU TRAPÈZE DU MÊME CÔTÉ, ANESTHÉSIE ET PARÉSIE DU VOILE DU PALAIS, TROUBLES DE LA DÉGLUTITION ET HYPERSÉCRÉTION (Congrès de Paris, août 1900. Section de rhino-laryngologie).

MOYENS DE PROTECTION DE L'ORGANISME AU NIVEAU DU PHARYNX (*Annales des maladies de l'oreille...,* septembre 1900).

LE PHARYNX (1er vol. in-8, *Anatomie, physiologie,* Paris, Baillière 1901).

FIBRO-CHONDROME DU LOBULE DE L'OREILLE. — HERPÈS DU TYMPAN COÏNCIDANT AVEC UN HERPÈS GUTTURAL ET LABIAL (*Annales des maladies de l'oreille...,* février 1901).

FORMES MALIGNES DE LA RHINITE PSEUDO-MEMBRANEUSE (*Journal de médecine interne,* mars 1901).

LES MALADIES DU PHARYNX, D'APRÈS L'AYUR-VEDA DE SUSHUTA, LIVRE DE MÉDECINE SACRÉE DES INDOUS (*Annales des maladies de l'oreille....* 1901).

LE PHARYNX, PORTE D'ENTRÉE DES INFECTIONS (*Archivos latinos....* 1901).

PATHOLOGIE COMPARÉE DU PHARYNX, 1 vol. in-12, Paris, Baillière, 1902.

HISTOIRE DES MALADIES DU PHARYNX (3 vol., Paris, Baillière, 1901-1902).

CONTRIBUTION À L'HISTORIQUE DES POLYPES NASO-PHARYNGIENS JUSQU'À LEVRET (*Archives internationales de Laryngologie, d'Otologie et de Rhinologie*, sept.-oct. 1902).

L'ANGINE D'APRÈS LES CAHIERS D'UN ÉTUDIANT EN MÉDECINE DE LA FACULTÉ DE PARIS EN 1811 (*Journal de médecine interne...*, octobre 1902).

LES THÉORIES DES ÉPIDÉMIES ET DES CONTAGES JUSQU'AU XIXᵉ SIÈCLE (*Archives de parasitologie*, V, p. 583, juin 1903).

L'ANNEAU DE WALDEYER, PORTE D'ENTRÉE DE DIFFÉRENTES INFECTIONS (*Archives internationales de laryngologie, d'otologie et de rhinologie*, janvier-février 1903).

L'ANATOMIE COMPARÉE DE L'APPAREIL DE TRANSMISSION DE L'OUÏE D'APRÈS LES TRAVAUX LES PLUS RÉCENTS (*Archives internationales de laryngologie...*, mars 1903).

ABCÈS PÉRIAMYGDALIEN À ÉVOLUTION INDOLENTE (*in eodem*).

ABCÈS RÉTROPHARYNGIEN LATÉRAL GAUCHE CHEZ UN ENFANT DE TROIS MOIS ET DEMI (*in eodem*).

PHLEGMON AMYGDALIEN AYANT PRÉCÉDÉ UNE ATTAQUE DE RHUMATISME ARTICULAIRE AIGU ET DISPARU RAPIDEMENT PAR DÉLITESCENCE AU MOMENT DE L'APPARITION DES ARTHRITES (*in eodem*).

ANATOMIE COMPARÉE DE L'APPAREIL DE TRANSMISSION DE L'OUÏE CHEZ LES MAMMIFÈRES (particularités). EMBRYOLOGIE DE L'APPAREIL DE TRANSMISSION DE L'OUÏE (oreille moyenne et oreille externe) (*Archives internationales...*, mai-juin 1903).

QUELQUES PARTICULARITÉS SUR L'ANATOMIE ET LA PHYSIOLOGIE DU VOILE (*in eodem*).

OZÈNE ET TUBERCULOSE (*in eodem*).

LARYNX DES MARSUPIAUX (*Archives internationales...*, juillet-août 1903).

L'ANATOMIE DE L'APPAREIL DE TRANSMISSION DE L'OUÏE AU COURS DE CES DERNIÈRES ANNÉES (pavillon et conduit) (*in eodem*).

EPITHÉLIOMA DE LA FACE INFÉRIEURE DU VOILE (*in eodem*).

DÉFORMATION DU SQUELETTE NASAL PAR DES POLYPES DU NEZ (*in eodem*).

MALFORMATIONS DU PHARYNX ET DU LARYNX (*in eodem*).

TUMEUR VASCULAIRE DU BORD INFÉRIEUR DE L'AMYGDALE (*in eodem*).

INFECTIONS SEPTIQUES MULTIPLES SIÉGEANT DANS DIVERSES PARTIES DU CORPS ET SEMBLANT AVOIR POUR ORIGINE UNE ANGINE GRAVE STREPTOCOCCIQUE (*in eodem*).

SURDITÉ CONGÉNITALE CHEZ LES ANIMAUX (*Archives internationales...*, décembre 1903).

LA PHYSIOLOGIE DE L'APPAREIL DE TRANSMISSION AU COURS DE CES VINGT DERNIÈRES ANNÉES (*in eodem*).

ANOMALIES DU PHARYNX (*in eodem*).

ACCIDENTS CONVULSIFS PARAISSANT DÉTERMINÉS PAR DES LÉSIONS NASALES (*in eodem*).

LEUCOCYTHÉMIE AMYGDALIENNE (*in eodem*).

STRIDOR LARYNGÉE CONGÉNITALE (*in eodem*).

HÉMORRAGIES PHARYNGO-LARYNGÉES CHEZ LES HÉPATIQUES (*Archives internationales...*, mars 1904).

HOMOLOGIE ET MODE DE DÉVELOPPEMENT DES CORNETS DU NEZ CHEZ LES VERTÉBRÉS AMNIOTES (*in eodem*).

PERFORATION CONGÉNITALE DES PILIERS ANTÉRIEURS (*in eodem*).

NOS NOTIONS SUR L'APPAREIL OLFACTIF AU COURS DE CES DERNIÈRES ANNÉES. EMBRYOLOGIE, ANATOMIE COMPARÉE. STRUCTURE CHEZ L'ADULTE ET RELATIONS AVEC LES CENTRES NERVEUX. PHYSIOLOGIE (*in eodem*).

ABCÈS PÉRI-AMYGDALIEN INDOLENT (*in eodem*).

PAPILLOMES DE LA RÉGION FOLIACÉE DE LA BASE DE LA LANGUE SANS PHÉNOMÈNES NÉVRALGIQUES (*in eodem*).

OBSTRUCTION RARE DU PHARYNX BUCCAL (*Archives internationales...*, août 1904).

DE QUELQUES LOCALISATIONS PEU FRÉQUENTES DE LA SYPHILIS NASALE (*in eodem*).

TUMEURS DE L'ÉPIGLOTTE (*in eodem*).

CRISES D'ÉTERNUEMENT PROBABLEMENT D'ORIGINE HYSTÉRO-TRAUMATIQUE (*in eodem*).

ABSENCE DU PILIER ANTÉRIEUR DROIT ET DE L'AMYGDALE DROITE (*in eodem*).

SUR QUELQUES POINTS D'ANATOMIE COMPARÉE DE L'OREILLE MOYENNE ET DE L'OREILLE EXTERNE (Cheval, bœuf, mouton, porc, lapin) (*Archives internationales...*, octobre 1904).

HYPERTROPHIE POLYPOÏDE DE L'AMYGDALE TUBAIRE DROITE (*in eodem*).

TRAUMATISME PEU FRÉQUENT DU VOILE DU PALAIS (*in eodem*).

DÉFORMATION DU SQUELETTE NASAL PAR DES POLYPES MUQUEUX DU NEZ (*in eodem*).

MASTOÏDITE ET SINUSITE DISPARUES À LA SUITE DE POUSSÉES ARTICULAIRES (*Archives internationales...*, décembre 1904).

ABCÈS AMYGDALIEN INDOLENT (*in eodem*).

PERFORATION CONGÉNITALE DU PILIER ANTÉRIEUR (*in eodem*).

TUBERCULOSE APPAREMMENT D'ORIGINE PHARYNGÉE ET PROPAGÉE AU POUMON GAUCHE VRAISEMBLABLEMENT PAR LA VOIE LYMPHATIQUE (*Archives internationales...*, janvier 1905).

DÉTERMINATIONS SYPHILITIQUES DES SINUS FRONTAUX ET MAXILLAIRES (*Archives internationales...*, mars 1905).

CLOUS MYCOSIQUES DÉVELOPPÉS SUR UNE ÉPIGLOTTE ATTEINTE DE TUBERCULOSE INFILTRANTE, AU NIVEAU D'ULCÉRATIONS CICATRISÉES (*in eodem*).

PERFORATION CONGÉNITALE DU PILIER POSTÉRIEUR (*in eodem*).

INFLUENCE DE LA VACCINATION SUR LA SUPPURATION DE LA CAISSE ET L'ECZÉMA DU PAVILLON (*in eodem*).

TACHYCARDIE D'ORIGINE NASALE (*in eodem*).

DYSPHONIE, DYSPHAGIE, INSUFFISANCE NASALE, HYSTÉRIQUES, CHEZ UNE TUBERCULEUSE PULMONAIRE AVANCÉE (*Archives internationales...*, mai 1905).

LE SQUELETTE CARTILAGINEUX DES BATRACIENS D'APRÈS LES TRAVAUX RÉCENTS (*in eodem*).

PHARYNGITE SÈCHE ET CHLORURATION (*Archives internationales...*, juillet 1905).

HÉMORRAGIE VÉLO-PALATINE RÉPÉTÉE, PROBABLEMENT D'ORIGINE NERVEUSE (*in eodem*).

DÉTERMINATION SYPHILITIQUE SUR LE SINUS FRONTAL (*Archives internationales...*, septembre 1905).

HYGIÈNE DE L'OREILLE, par le prof. HAUG (traduction et annotations, en collaboration avec M. MENIER, 1 fascicule, octobre 1905).

PHARYNGITE ET CHLORURES (*Archives internationales...*, nov. 1905).

RÉGRESSION RAPIDE DE VÉGÉTATIONS ADÉNOÏDES À LA SUITE DE LA ROUGEOLE (*in eodem*).

HYGIÈNE DU NEZ, DE LA GORGE ET DU LARYNX, par le prof. NEUMAYER (traduction et annotations, en collaboration avec M. MENIER, 1 fascicule, novembre 1905).

MÉTASTASES AMYGDALIENNES DANS UN CAS DE SARCOME DES FOSSES NASALES (*Archives internationales...*, janvier 1906).

THÉRAPEUTIQUE DES MALADIES DE L'OREILLE, par HAMMERSCHLAG (traduction et annotations, en collaboration avec M. MENIER, 1 fascicule, février 1906).

ANTRITE DES NOURRISSONS SANS LÉSION APPARENTE DU TYMPAN (*Archives internationales...*, mars-avril 1906).

PERFORATION TRAUMATIQUE NON COMPLIQUÉE DU SINUS MAXILLAIRE... (*in eodem*).

AMYGDALITE GAUCHE À LA SUITE DE CAUTÉRISATIONS GALVANIQUES DU PHARYNX (*in eodem*).

DÉTERMINATIONS SYPHILITIQUES DU SINUS MAXILLAIRE (*Archives internationales...*, mai-juin 1906).

ABCÈS FROID STREPTOCOCCIQUE DE L'AMYGDALE DROITE CHEZ UN TUBERCULEUX (*in eodem*).

TROUBLES AUDITIFS ET CHLORURE DE SODIUM (*Archives internationales...*, juillet-août 1906).

ABCÈS DE LA CLOISON À BACILLES DE KOCH... (*in eodem*).

ABCÈS AMYGDALIEN INDOLENT (*Archives internationales...*, septembre-octobre 1906).

ACCIDENTS SYNCOPAUX TARDIFS À LA SUITE DE L'ADÉNOTOMIE (*Archives internationales...*, novembre-décembre 1906).

AMYGDALE ABERRANTE EN ARRIÈRE DU PILIER POSTÉRIEUR DROIT (*in eodem*).

CHOMEL, SON RÔLE EN PATHOLOGIE PHARYNGÉE (*Archives internationales...*, janvier-février 1907).

ANOMALIE PALATO-STAPHYLIENNE (*in eodem*).

ÉPIGLOTTITE ULCÉREUSE AIGUË D'ORIGINE PYOGÉNIQUE (*Archives internationales...*, mars-avril 1907).

ARTHRITES À LA SUITE DE GALVANO-CAUSTIE ENDONASALE (*in eodem*).

AMAS LYMPHOÏDE DE LA PAROI POSTÉRIEURE DU PHARYNX SIMULANT UNE AMYGDALE SUPPLÉMENTAIRE (*Archives internationales...*, mai-juin 1907).

HÉMOPTYSIES VRAISEMBLABLEMENT OZÉNEUSES CHEZ UNE JEUNE FILLE D'APPARENCE TUBERCULEUSE... (*in eodem*).

THÉRAPEUTIQUE DES MALADIES DE LA BOUCHE, DU PHARYNX ET DU LARYNX, par A. HEINDL (traduction et annotations, en collaboration avec M. MENIER, 1 fascicule octobre 1907).

BACILLE DE LŒFFLER ET VÉGÉTATIONS ADÉNOÏDES (*Archives internationales...*, mars-avril 1908).

TUBERCULOSE LARYNGÉE À ÉVOLUTION PARTICULIÈREMENT LENTE (*Archives internationales*, mai-juin 1908).

LES MAÎTRES DE L'ÉCOLE DE PARIS DANS LA PÉRIODE PRÉ-SPÉCIALISTIQUE DES MALADIES DU PHARYNX, DU LARYNX ET DU NEZ, 1er vol. in-8, Paris, Baillière, 1908.

FRAGMENT DE CURETTE DE GOTTSTEIN AVALÉ PAR UN ENFANT DE 26 MOIS ET RENDU DANS LES SELLES (*Archives internationales...*, mars-avril 1909).

PSEUDO-MYCOSE PHARYNGÉE (en collaboration avec SARTORY, *Archives internationales...*, juillet-août 1909).

LES MAÎTRES DE L'ÉCOLE DE PARIS DANS LA PÉRIODE PRÉSPÉCIALISTIQUE DU PHARYNX, DU LARYNX ET DU NEZ, 2e volume in-8. Paris, Baillière, 1910.

CANULE USÉE ET BRISÉE DANS LA TRACHÉE (*Archives internationales...*, v.-fév. 1910).

HÉMORRAGIE LARYNGÉE CHEZ UNE HÉPATIQUE (*Archives internationales...*, mars-avril 1910).

RECHERCHES
SUR L'HISTOIRE DE L'ANATOMIE ET DE LA PHYSIOLOGIE
DES FOSSES NASALES
Depuis Hippocrate jusqu'à la période spécialistique.

I. — HISTOIRE DE L'ANATOMIE.

1. Période gréco-romaine. — On sait que les philo-
sophes grecs antérieurs à Hippocrate, s'ils ne disséquaient pas des
cadavres humains[1], chose formellement interdite par les mœurs et
les idées religieuses de l'antiquité[2], se livraient cependant volontiers à des recherches sur les animaux. Il semblerait donc que nous
devrions posséder, dès cette époque, quelques renseignements sur
l'anatomie des fosses nasales ; mais, soit qu'on ait négligé l'étude
de ce point spécial de l'économie, soit qu'à cause du malheur des
temps qui nous a fait perdre une foule de trésors littéraires de
la période hippocratique, dont un petit nombre seulement nous
est parvenu, sauvé par les achats judicieux des administateurs de
la grande bibliothèque d'Alexandrie[3], rien ne nous a été conservé,
et il faut se contenter des notions très vagues et très maigres que
l'on retrouve sur le nez dans l'encyclopédie hippocratique. Il en
ressort que le père de la médecine connaissait les grandes con-
nexions des fosses nasales[4]. Déjà, est esquissée dans ses écrits
l'idée de la pituite qui, sécrétée par le cerveau, pénétrerait dans le

1. Dans son *Histoire des animaux*, livre I, chapitre xvi, Aristote dit formellement « que les parties de l'homme sont inconnues, qu'on ne sait rien
de bien certain sur ce sujet, mais qu'il faut en juger par les ressemblances
qu'elles doivent avoir avec les organes des animaux qui leur sont analogues ».
2. Seuls, les rois Ptolémées, en Égypte, permirent aux médecins
d'Alexandrie de faire ces sortes d'investigations, dans lesquelles Hérophile
et Erasistrate, d'après Galien, se distinguèrent. Euripide dit que ceux qui
ont commis un meurtre ou touché un cadavre doivent être considérés
comme des impies auxquels restent interdits les autels des dieux.
3. Voir ce que Littré dit sur ce sujet dans sa traduction des œuvres hip-
pocratiques.
4. Il faut avouer que la dissection de la partie supérieure des fosses
nasales, déjà difficile chez l'homme, est encore bien plus délicate chez nos
animaux domestiques à cornets si compliqués et formant un véritable labyrinthe spongieux, comme le dit le père de la médecine. Après lui, Aristote
(livre I) parle d'un septum cartilagineux divisant le nez en deux.

nez pour être rejetée au dehors. Le passage se ferait par l'os spongieux[1], terme par lequel il désignait l'ethmoïde. Et, en effet, à l'état frais, ainsi que le note Galien, si on examine par en bas cet os avec ses cornets et ses nombreux espaces labyrinthiques, l'expression semble assez bien justifiée ; mais, comme le fait remarquer Schneider dans son remarquable traité : *De catarrho* paru vers le milieu du XVII⁰ siècle, si l'on inspecte cet os par le haut, c'est-à-dire par l'intérieur du crâne ouvert par une section transversale, l'aspect est tout autre et ressemble à celui d'un crible (ethmoïde en grec). Or, c'est ce qui dut bien certainement avoir lieu à Alexandrie où on étudiait le squelette humain. On reconnut aussi que ce dernier était non pas cartilagineux, comme le croyait Hippocrate, mais de nature osseuse. Il semble que ce sont les Alexandrins aussi qui ont, les premiers, insisté sur les processus mamillaires, qui ne sont autre chose que nos nerfs olfactifs[2]. Ils ne les avaient étudiés que chez les animaux, où ils ont une apparence un peu différente de ce qu'on retrouve chez l'homme, et, partant de ce fait, les regardèrent comme une continuation du cerveau dont la cavité prolongerait en quelque sorte celle des ventricules et viendrait s'ouvrir au niveau de la lame criblée de l'ethmoïde : c'est du moins ainsi que s'exprime Galien, leur élève et continuateur, notamment dans son Traité « De l'usage des parties » ; mais pour s'expliquer le passage de la pituite[3]

1. L'humorisme est très ancien. Galien n'a fait que le restaurer et le compliquer avec sa subtilité fatigante de Grec d'Asie et de métaphysicien, qui ont gâté ses qualités si remarquables de grand clinicien et d'habile physiologiste expérimentateur.

2. Erasistrate avait assez bien décrit, d'après Galien, les paires encéphaliques qu'il rattachait toutes à l'encéphale. Hérophile aurait été, d'après le médecin de Pergame, l'auteur qui, après Hippocrate, aurait le mieux parlé des nerfs. C'est lui qui aurait signalé le confluent des sinus de la dure-mère connu sous le nom de pressoir d'Hérophile, qui a décrit sous le nom de paires optiques les nerfs de la vision, signalé les diverses membranes du globe oculaire, etc. (voir Rufus d'Ephèse).

3. La pituite, c'était la sécrétion catarrhale dont le type était le gros crachat visqueux, dont la teinte blanc jaunâtre et la consistance déjà assez résistante rappelait grossièrement celles de la substance cérébrale. Aussi la nature du cerveau était considérée comme pituitaire, et comme, à la période de coction, la morve des fosses nasales est épaisse, blanchâtre et visqueuse, on regardait celle-ci comme une purge du cerveau se débarrassant de son excès de pituite. Pour détruire ces fausses analogies, il aurait fallu une technique histologique qui faisait entièrement défaut, ou du moins démontrer la non existence d'un passage direct du cerveau aux fosses nasales. Il devint nécessaire que les anatomistes de la Renaissance eussent constaté : 1⁰ l'absence des processus maxillaires chez l'homme, 2⁰ la fermeture des méninges et de la muqueuse nasale au niveau de la lame criblée, pour que les médecins se crussent autorisés à renoncer à une erreur plusieurs fois centenaire.

dans les fosses nasales, il lui fallait admettre que la muqueuse,
dont le médecin de Pergame connaissait parfaitement l'existence,
était poreuse en cet endroit. Le célèbre restaurateur des idées
humorales n'hésite pas à conclure en ce sens. « C'est ce qu'on
voit distinctement, dit-il, si l'on prend la membrane nasale d'un
animal mort, qu'on la tende en tous les sens, et qu'on la regarde
au grand jour[1]. En effet, tant qu'elle est, comme dans l'état naturel, rugueuse et lâche, comme les replis retombent les uns sur
les autres autour des anfractuosités nasales, les ouvertures
deviennent invisibles; mais, quand ces replis sont effacés par la
tension, on les découvre aisément, à moins que le froid excessif
ou que le temps écoulé ne l'ait déjà raccourcie et desséchée. Si
l'animal est mort récemment, le mieux est de faire cette expérience
en arrosant la membrane d'eau chaude. » Galien, n'étudiant,
comme on sait, que les mammifères voisins de l'homme, ne pouvait connaître la disposition si spéciale des cornets des fosses
nasales chez celui-ci; mais, du moins, il savait qu'ils forment des
cavités anfractueuses que l'air traverse, dit-il, en se *réchauffant*
et en *s'humidifiant*[2]. Il connaissait bien entendu les choanes[3],
le septum. Il avait remarqué que la membrane qui tapisse le nez
dans les fosses est épaisse, molle et très vasculaire. Enfin, il avait
quelque idée du sinus qu'on rencontre dans le maxillaire supérieur; car, parlant de cet os auquel il attribue douze parties distinctes, il signale qu'il est creux en dedans et que, dans cette
cavité, contrairement à l'ordinaire, on ne retrouve point de moelle.

1. Galien, comme on le voit, connaissait parfaitement la muqueuse
nasale. Le seul mérite de Schneider, dont elle porte indûment le nom, est
d'avoir prouvé qu'elle n'est pas percée au niveau de la lame criblée et que
c'est elle qui sécrète la morve comme la muqueuse des bronches sécrète
les crachats, analogie qu'il ne manque pas de faire ressortir. La pituite
lui arriverait par les vaisseaux sanguins, ainsi que cela aurait lieu, dit-il,
pour le reste de l'économie.

2. Le médecin de Pergame regarde la respiration nasale comme seule
naturelle et lui attribue déjà, comme on le voit, deux de ses grands avantages.

3. Dans le paragraphe qu'il consacre au nez et qu'il tire de Galien, Oribase, le célèbre médecin byzantin du IVᵉ siècle, dit : « Le nez ayant une cloison au milieu et de plus deux canaux considérables qui sont les narines, se
divise en deux à mi-hauteur, l'une de ses branches se rend dans l'intérieur
de la bouche (choanes), l'autre monte tout droit en haut vers le cerveau
lui-même où se trouvent les prolongements des ventricules (corps mamillaires) et l'emplacement des os cribriformes (ethmoïde). De plus, la
membrane épaisse (dure-mère) est percée de petits trous là où elle touche
aux os. C'est là que filtre la plus épaisse partie des superfluités du cerveau,
c'est-à-dire la morve et la pituite. »

Ces connaissances rudimentaires ne furent point développées par les Arabes [1], qui ne disséquaient pas et qui se préoccupaient peu de l'anatomie, leur science en ce point étant purement livresque et puisée tout entière dans les écrits des anciens.

On peut dire qu'il en fut de même pendant la période médiévale, dans le monde occidental. Cependant, il faut signaler qu'au ixe siècle, le moine byzantin, Théophile [2], qui composa un précis d'anatomie, qualifie de nerfs les processus mamillaires et dit qu'ils président aux odeurs. En Italie, Gabriel de Zerbis [3], puis Achillini [4], se servent de termes semblables, mais assez obscurs pour qu'on [5] ait pu leur dénier l'honneur d'avoir véritablement connu les nerfs olfactifs [6].

II. Renaissance.

— Avec le xvie siècle, la pratique beaucoup plus répandue des investigations anatomiques sur les cadavres humains devait forcément amener une extension des connaissances assez rudimentaires et souvent fautives que l'on possédait sur l'anatomie du nez; et, en effet, dans l'ouvrage d'Ingrassias qui écrivit douze livres sur l'ostéologie de Galien, on trouve, en outre d'une bonne description du sphénoïde, une allusion assez claire aux sinus [7] et aux cornets des

1. Ils eurent même le tort d'englober l'ethmoïde et le sphénoïde, sous la désignation de percolateur (filtre), et de soutenir que tous deux étaient percés de trous par lesquels s'écoulait la pituite.

2. Théophile protospatharius a donné un bon abrégé des notions anatomiques de Galien qu'on possédait alors en leur entier à Byzance ainsi que les ouvrages d'autres anatomistes. Il semble avoir vécu au ixe siècle. Ses œuvres (*De humani corporis fabrica*, libri quinque) furent traduites en latin par Junius Paulus Cressus de Padoue et publiées à Paris en 1555.

3. *Anatomia corporis humani*, Venetiis, 1502 et 1533, in-fol.

4. *De humani corporis anatomia*, Venetiis, 1516 et 1521, in-fol.

5. Sprengel dans son histoire de la médecine. Cependant Achillini dit à propos de ces nerfs qu'il regarde comme le siège de l'odorat : « nam penetrant ad nares sub carunculis transcuntes.» Haller a rendu justice à cet auteur dans sa Method. stud., p. 376.

6. Cependant Gabriel de Zerbis, Bérenger de Carpi, et Achillini eurent le mérite de décrire le sinus sphénoïdal qui avait échappé aux investigations des anciens. Ceux-ci, qui le comparaient à un coin (d'où son nom) ou à une pierre maîtresse de la base du crâne, le croyaient *a priori* très massif.

7. Ingrassias aurait, suivant lui, trouvé le premier que le fœtus n'a point de sinus nasaux, qu'ils restaient fort petits chez l'enfant, mais qu'ils croissaient avec l'âge pour atteindre leur plein développement chez l'adulte. Il leur attribue plusieurs usages, notamment de rendre la voix plus forte et plus pleine en lui servant de résonnateurs, comme une corde à vent donne d'autant plus de son que sa table de renforcement a plus de dimension. Rappelons que cet auteur a assez bien décrit et figuré les cellules mastoïdiennes (Voir le traité de cet anatomiste napolitain contemporain de

fosses nasales, comme Morgagni le fait remarquer avec raison. Fernel[1] considérait déjà la dernière de ces saillies osseuses comme un os distinct. Sylvius[2] avait quelque idée du vomer.

Mais c'est dans Vésale[3], comme il fallait s'y attendre, qu'on trouve les renseignements les plus circonstanciés. Il connaît le sinus maxillaire. Il entrevoit les sinus frontaux[4], mentionne, d'après ses prédécesseurs, le sinus sphénoïdal qui ne communiquerait nullement, quoi qu'on ait dit[5], avec l'intérieur du crâne par des trous spéciaux ; mais, égaré peut-être par ce qu'on trouve chez l'adulte où les sutures sont peu distinctes, il regarde le vomer et le cornet inférieur comme une dépendance de l'ethmoïde. D'autre part, il a le tort de considérer comme un os distinct l'os planum. Pour les parties molles, il se contente de dire que, n'ayant rien pu trouver de spécial sur ce sujet, il renvoie aux travaux de ses prédécesseurs. Quant au nerf olfactif, il l'appelle nerf mutilé « corsus », parce que, dit-il, il finit brusquement au niveau de la lame criblée sans donner de branches nerveuses. En somme, il s'en tient aux conceptions des anciens.

III. **Temps modernes.** — A partir de Vésale les travaux se multiplient.

Pour mettre un peu d'ordre, nous répartirons nos matériaux sur l'histoire de l'anatomie sous trois rubriques distinctes : 1° squelette ; 2° parties molles ; 3° nerfs des fosses nasales.

1° **Squelette.** — L'illustre disciple de Vésale, Fallope[6] décrit, beaucoup mieux que cet anatomiste, l'ethmoïde[7], montrant que l'os

Vésale, de Fallope, etc. *In Galeni librum de ossibus commentaria.* Panormi, 1603 et Venetiis, 1604, in-fol.).

1. *Joanni Fernelii Ambianati de naturali parte medicinæ libri septem* Parisiis, 1542, Venetiis, 1547 et Lugd., 1544, dans le 1er livre, on trouve l'anatomie.

2. En français Jacques Dubois. Voir ses *Opera omnia*, Parisiis, 1630, in-folio, notamment son *Isagoge brevissima in libros Galeni de usu partium.*

3. *De humani corporis fabrica*, libri VII, Basileæ 1543, 1555, 1563 et Venetiis, 1568, 1604, Lugduni, 1552, Parisiis, 1564.

4. Cœterum frontis os in fronte paulo supra supercilia et reliquorum dein ipsius sedem, quæ ex carnis est nonnullam inter suos squamos cavitatem ostendit notabilem.....

5. Les Arabes.

6. Il distinguait à l'ethmoïde quatre parties : l'apophyse cristagalli, le septum nasal, la lame criblée et les masses latérales ou os planum qui renferment, dit-il, de nombreuses cavités communiquant avec le sinus sphénoïdal en arrière et en avant avec les sinus frontaux et maxillaires.

7. *Observationes anatomicæ*, Venetiis, 1561 et *Expositio in librum Galeni de ossibus*, Venetiis, 1578.

planum en faisait réellement partie, contrairement aux assertions de son maître. Beaucoup plus complètement aussi, il a décrit les sinus frontaux [1], le sinus maxillaire qui est comme soufflé, dit-il, dans l'intérieur de la mâchoire supérieure. Il fait remarquer, à ce propos, que Galien l'avait déjà mentionné. Cet auteur croit avoir été le premier qui a signalé les différences que l'on note, suivant l'âge, du côté des cavités accessoires du nez [2].

Voici en effet ce qu'il dit à propos des sinus frontaux :

« Sciendum est, quod pueris non sunt hujusmodi cavitates et foramina ; nec vestigium, nec signum cavitatis. » Même remarque pour le sinus sphénoïdal : « Tertium observandum est quod differt hoc os in teneris et adultioribus, quia in tenerioribus circa basim et principium est *solidum*, densum et unitum. In adultis est *vacuum* et ita vacuum ut sunt duo meatus ampli et cavi ita ut recipiant digitum majorem. »

Colombo [3], de son côté, décrivait pour la première fois exactement le vomer, confondu par Vésale avec la lame perpendiculaire de l'ethmoïde, bien que Fernel et Charles Estienne en eussent signalé vaguement l'indépendance. Il a montré la rainure que lui forment en bas les deux maxillaires supérieurs. C'est lui qui l'a comparé à un soc de charrue. « Hujus forma aratri vomer imitatur imaginem. » Il a décrit, après Gabriel de Zerbis et Achillini, les soi-disant nerfs olfactifs [1] qu'on avait oubliés, parce qu'on ne lisait plus guère les anciens anatomistes, prédécesseurs de Vésale. Il a montré leur forme qui se renfle en cône, donnant à leur extrémité terminale dilatée de nombreux nerfs qui passent à travers les trous de la lame criblée de l'ethmoïde. D'une consistance molle, avant de traverser les méninges, la dure-mère leur constituerait, dit-il, ensuite une enveloppe résistante.

Highmore a donné une bonne description, comme on le sait, de l'antre qui porte son nom ; il a mieux montré que ses devanciers

---

1. « De forma est observandum quod ut plurimum sunt gemini. Isti sinus non habent foramen in superioribus partibus, quod perveniat in cavitatem capitis, sed apparet foramen quod desinit in nares, In quibus sinibus nunquam aliquod reperi, nisi viridem membranam. »

2. Ingrassias revendique cet honneur, mais, semble-t-il à tort, du moins la date de l'ouvrage de Fallope comparée à celle de celui d'Ingrassias est en faveur du premier de ces anatomistes.

3. Colombo se vante d'avoir disséqué beaucoup plus de cadavres que ses contemporains et ses prédécesseurs. Il fit le premier des vivisections sur le chien ; auparavant le porc servait seul à cet usage. Il fut prosecteur de Vésale, pour lequel il n'eut pas le même respect que Fallope. Voir son *De re anatomica*, libri XV, Venetiis, 1559, in-fol.

1. Ce ne sont pas des nerfs, mais des lobes cérébraux atrophiés.

son mode de conformation et d'abouchement dans les fosses nasales. Mais il est inexact qu'il ait découvert cette cavité, signalée déjà par Galien, par Vésale, par Fallope, etc. Du moins Highmore a été un des premiers à s'élever avec énergie contre l'accès de l'air au cerveau pour rafraîchir, suivant Galien, cet organe trop exposé à s'enflammer. « L'air, dit-il, est destiné aux poumons, non au cerveau, que la nature a défendu avec soin contre son approche en l'entourant d'enveloppes (méninges) qui ne sont nullement perforées au niveau de la lame criblée de l'ethmoïde, comme on l'a soutenu à tort jusqu'ici. D'ailleurs comment s'expliquer l'absence d'une fonction qu'on regarde comme si importante chez les sujets qui ont le nez bouché et qui ne peuvent respirer que par la bouche. »

Schneider, dont nous aurons à parler un peu plus loin à propos des parties molles du nez, a donné une fort bonne étude, pour l'époque, des fosses nasales, insistant sur les cornets dont Ingrassias et Casserius avaient déjà, il est vrai, signalé brièvement l'existence. « Oriuntur ex parietibus narium ; tria plerumque sunt. » Il a bien exposé aussi les différentes cavités accessoires du nez.

Cependant une lacune subsistait encore dans l'ostéologie des fosses nasales. Comme autrefois le vomer, l'os palatin restait encore à séparer du maxillaire supérieur. On n'en connaissait jusqu'alors que la portion inférieure, qui complète postérieurement la voûte palatine ; sa portion supérieure qui limite en arrière les choanes et contribue à resserrer l'orifice des sinus sphénoïdaux était totalement ignorée. C'est à l'illustre Duverney, qui fit faire à l'anatomie tant de progrès au cours du xviie siècle, qu'est due cette découverte qu'il consigna dans une note présentée à l'Académie des sciences de Paris [1].

Rappelons enfin que le trou incisif fut découvert par Sténon. Il y faisait passer le canal excréteur d'un groupe de glandes qu'il aurait rencontrées à la partie antérieure des fosses nasales ; nous reviendrons sur ce sujet un peu plus loin. Étudions maintenant les découvertes, beaucoup plus tardives et aussi plus nombreuses, qui ont été faites du côté des parties molles du nez.

2° **Anatomie macroscopique de la muqueuse nasale.** — Nous avons fait remarquer, au début de cette étude, que la muqueuse du nez était parfaitement connue des anciens et que Galien, dans son célèbre traité *De usu partium*, en avait même donné une des-

---

1. Nous citerons la bibliographie à propos des travaux de cet auteur sur les glandes du nez.

cription assez détaillée, où il relatait son épaisseur, sa mollesse, sa couleur, son humidité, notions qui furent mentionnées dans les traités d'anatomie des médecins arabes et médiévaux. Schneider n'a donc pas découvert la membrane qui porte son nom ; mais il a eu le mérite d'en décrire, d'une façon plus exacte et plus complète que ses devanciers, l'aspect macroscopique et surtout il a démontré d'une façon irréfutable que, pas plus que la dure-mère, elle n'était percée de trous pour permettre au phlegme de s'échapper au dehors par l'intermédiaire des fosses nasales, ainsi que l'admettaient encore des savants contemporains de grand mérite tels qu'Hoffmann.

Ce n'est pas, dit Schneider, l'intérieur du crâne ou du cerveau qui est l'origine du mucus nasal, mais cette membrane pituitaire dont on s'est si peu occupé jusqu'à présent. « O quanta priscos caligo oculorum, mentiumque ista ignorantes veritatis exercuit », et parlant de la muqueuse nasale : « Facile sedat in conspectum. Colore enim est exalbida ; vicinæ membranæ sunt sanguineæ, hæc est suffusca. Præterea est plenior et quasi perpinguis. Hæc semper uda est, et succo quodam glutinoso sudat... Hæc membrana non valde abdita est sed *latet in aperto* et ita latuit usque ad hanc diem. Tempus est nomen dare. Eam vocamus pituitariam posteriorem [1]. » Nous avons mentionné plus haut l'exposé très exact fait par cet auteur du squelette des fosses nasales ; nous n'avons pas à y revenir. Rappelons seulement ici que Schneider a noté que la muqueuse pénétrait dans les cavités accessoires du nez pour les tapisser [2].

Mais, pas plus que ses prédécesseurs, l'écrivain allemand n'avait vu les *glandes* si abondantes de la muqueuse nasale [3]. L'honneur de les avoir découvertes revient incontestablement à l'anatomiste danois Sténon (voir la Bibliothèque anatomique de Manget [4]). D'après cet auteur, il existerait à la partie antérieure de celle-ci, notamment, un petit groupe dont le canal excréteur passerait par le trou incisif, découvert par lui. On verrait aussi de petites masses glandulaires assez nombreuses en arrière des narines. Haller croit avoir rencontré dans la membrane de Schnei-

1. Par rapport à la muqueuse du vestibule ou pituitariam anteriorem.
2. Fallope avait noté déjà que, dans les sinus frontaux, il existait une membrane mollasse de couleur verdâtre.
3. Pour lui, il s'agissait d'un simple phénomène de transsudation vasculaire de la pituite. Le rôle exact des glandes ne sera connu qu'assez tard. Voir pour Schneider : *Liber de osse cribriformi* (ethmoïde) *et sensu organo odoratus*, Wittembergiæ, 1661.
4. *Appendix de narium vasis*. t. II. p. 761.

der des cryptes pulpeuses, isolées, arrondies, s'ouvrant à la surface
de la muqueuse par un pore bien distinct. Avant lui, Duverney [1]
avait aussi admis les glandes de la pituitaire. « Toutes les pièces
osseuses du nez sont revêtues d'une membrane glanduleuse dont
les petits grains sont semés dans un tissu spongieux constitué par
l'entrelacement d'une infinité de rameaux, d'artères et de veines.
Ces glandes et ce tissu sont toute la substance de cette membrane,
laquelle est étroitement jointe à celle qui enveloppe immédiatement les os et les cartilages... Chaque petit tas de glandes s'ouvre
dans le nez par un orifice particulier, c'est pourquoi cette membrane est percée par une infinité de petits trous qui sont placés
entre les mailles d'un réseau très fin qui fait la couche la plus extérieure de cette membrane [2]. Ces glandes et ces trous sont plus sensibles dans la portion de cette membrane qui revêt la partie nasale
de l'os maxillaire, la cloison et le plancher. » Lui aussi rattache
à la pituitaire la muqueuse des sinus ; il décrit même avec de
nombreux détails les prolongements qu'elle envoie dans ces cavités, bien qu'il reste inférieur à Schneider à ce point de vue.

C'est Bichat, en définitive, qu'il faut consulter pour tout ce qui
concerne l'anatomie macroscopique de la pituitaire qu'il expose
de la façon la plus minutieuse. Même au point de vue de la
structure, sa description est remarquable, car il a fort bien uti-
lisé les grossiers moyens d'investigation dont il disposait, tels
que macération, dilacération, examen à la loupe. Il distingue
à cette membrane un feuillet muqueux et un feuillet périos-
tique presque partout intimement soudés. Son état spongieux et
comme fongueux ne se montrerait nettement que sur les cornets.
Quant aux glandes [3], « la plupart des anatomistes (de notre époque)
les ont admises, dit-il, dans la membrane pituitaire, ne pouvant
expliquer autrement la sécrétion qui s'y opère. Je les admets aussi
avec eux en me fondant sur l'analogie, puisque partout où un
fluide semblable est séparé, ce sont des glandes qui le fournissent. Mais presque jamais ces organes ne peuvent être décou-
verts ici, tant leur petitesse est grande. Quelquefois cependant,
la couche fibreuse étant enlevée, on voit dans le tissu de la
pituitaire de petites granulations, mais tellement serrées les

1. *OEuvres anatomiques*, tome I, p. 222.
2. L'auteur a en vue les fibres qui forment le stroma de la muqueuse
immédiatement au-dessous de l'épithélium.
3. C'est le grand micrographe italien du XVIIe siècle, Malpighi, qui avait
fait connaître les organes de la sécrétion admis vaguement par les anciens.
Ruysh fit faire un pas en arrière à la question en admettant que c'étaient
non des cavités, mais des pelotons vasculaires.

unes contre les autres, qu'il est difficile de bien les distinguer.
On dirait que, dans cette membrane, les glandes muqueuses qui,
ailleurs, sont plus ou moins écartées se réunissent au point de
former une véritable couche glanduleuse identifiée avec son tissu
qu'elle épaissit sensiblement. D'ailleurs, on trouve de petites
ouvertures très sensibles sur toute la surface libre de la pituitaire. Irrégulièrement disposées, elles ont un aspect semblable à
celui de piqûres d'épingle et sont probablement les orifices des fol-
licules glanduleux contenus dans l'épaisseur de la membrane. »
Chemin faisant, Bichat nie l'existence des papilles admises par
certains auteurs tels que Lecat (*Traité des sensations*, t. II, p. 229,
Paris, 1767), qui les regardait comme l'épanouissement des nerfs
de la région et Santorini (*Observationes anatomicæ*, cap. i) qui y
localisait la sensation des odeurs. Haller, sans les nier, avouait
n'avoir pu les distinguer d'une façon positive. Bichat fait remarquer que cette absence de papille distingue la membrane de Schneider des muqueuses du voisinage. Cet anatomiste a insisté, après
Riolan, sur le peu d'adhérence de la pituitaire aux os sous-
jacents en beaucoup de points de son trajet. Il a noté la richesse
de la muqueuse nasale en capillaires [1], qui seraient très superficiellement placés, de telle sorte que les moindres secousses les
exposeraient à se rompre, d'où la fréquence des épistaxis. Cette
remarque de Bichat nous amène à exposer ce que nous ont appris
nos recherches sur l'historique de *l'appareil vasculaire* de la
membrane de Schneider. Bien que Vésale, Fallope, etc. aient noté
la grande abondance des vaisseaux de la pituitaire, et qu'on ait
pu affirmer de bonne heure que lesdits vaisseaux devaient provenir de la carotide externe et plus particulièrement de la maxillaire interne (Winslow), faute d'une technique appropriée d'injection et de coloration, il était impossible de démêler les branches
que celles-ci envoient dans l'intérieur du nez. Profitant du pro-
cédé d'injection à la cire inventé par son illustre maître, le très
grand anatomiste et zoologiste Leuwenhoeck, Ruysch, en per-
fectionnant la méthode, parvint à des résultats d'une finesse et
d'une perfection surprenantes. Il arriva même à conclure de
l'examen de pièces où les injections fines avaient particulièrement bien réussi que le corps presque tout entier résul-
tait d'un entrelacement de vaisseaux, opinion qui eut pendant quelque temps une certaine vogue. L'attention de cet
auteur ne fut, du reste, pas d'une façon spéciale attirée du côté
des vaisseaux des fosses nasales. Cependant dans ses *Opera*

---

1. Galien avait déjà fait ressortir l'extrême vascularité de cette muqueuse.

— 11 —

omnia [1], on trouve le passage suivant : « In vitulino capite per palatum disseminatæ arteriæ non conveniunt cum iis quæ disperguntur per buccam ; multoque minus cum iis quæ in cavitate ossis frontis extant ; vasaque longiora per narium spongiosa ossa, currentia, mucumque narium conficientia, omnino sunt diversissima. » Cette multiplicité des vaisseaux artériels du nez, cette variété d'origine ont bien été mises en lumière par Haller : « Cum multiformis narium figura sit, plurimis etiam diversis locis natura vasa ipse submisit, quæ nondum omnia me credo non enarrare posse, pluscula tamen expedi. » C'est ainsi que cet habile observateur a pu suivre la sphéno-palatine (fascicules anatomiques, VIII, p. 18), la sous-orbitaire qui irrigue l'antre d'Highmore (Éléments de physiologie, t. V, p. 14), les branches nasales de l'artère alvéolaire supérieure (Éléments de physiologie, t. V, p. 149) qui arrivent à ce même sinus, les rameaux que la ptérygo-palatine et l'ophtalmique envoient à la membrane de Schneider. Il a noté que l'ethmoïdale antérieure donne des artérioles aux sinus frontaux. Quant aux veines, elles suivraient généralement le trajet des artères (Éléments de physiologie, t. V, p. 150). Les anatomistes postérieurs, notamment Bichat, n'ont fait en somme que compléter Haller sur des points de détail. Petit, de l'Académie des Sciences, admettait que le tronc des veines du nez aboutissait au sinus longitudinal supérieur de la dure-mère, mais Bertin avait déjà contesté cette anastomose. Portal (Cours d'anatomie médicale, t. III, p. 396) a indiqué le trajet du tronc veineux sphéno-palatin qui, après avoir traversé le trou du même nom, recevrait de nombreuses veines du pharynx, de la langue et de la cavité buccale et viendrait se jeter dans la maxillaire interne, après avoir communiqué par deux anastomoses avec le plexus caverneux. Vicq D'Azyr a signalé les communications de ce même plexus caverneux avec les veines de la partie postérieure des fosses nasales. Winslow (Anatomie, t. III, p. 105) mentionne enfin qu'en avant, les veinules de la pituitaire, après avoir traversé les cartilages latéraux du nez, viennent se jeter dans la veine angulaire.

Les *vaisseaux lymphatiques* de la muqueuse nasale étaient encore plus mal connus que les veines. Cruishank n'en fait nulle mention dans son remarquable ouvrage sur les vaisseaux blancs du corps humain. Cependant Cloquet, dans son Traité p. 295, et Rullier (article : Nez, du Dictionnaire en 60 volumes) soupçonnent que les lymphatiques du nez, après s'être unis à

____

1. Amstelodami, 1737.

ceux du voile et du pharynx, viennent se jeter dans les ganglions qui entourent la veine jugulaire interne.

Jusqu'ici nous n'avons pas parlé, et pour cause, de *l'épithélium nasal*. Celui-ci, en effet, est de connaissance toute récente. Dans son article : Nez, du Dictionnaire de médecine en 40 volumes, Bérard ne le mentionne même pas encore. Suivant lui, la pituitaire est « dépourvue d'épithélium sur la cloison, les cornets, dans les méats et le long du plancher et de la voûte des fosses nasales ». Si l'on réfléchit à l'altérabilité de cette couche la plus superficielle de la membrane de Schneider, à la petitesse de ses cellules, aux imperfections de la technique de recherche, on comprendra ce long retard dans nos connaissances sur ce sujet, d'autant plus que la cellule animale n'a été mise hors de doute que par Schwann [1]. Peu après, Valentin décrivait d'une façon magistrale l'épithélium cylindrique vibratile dans les ventricules du cerveau. Il le signalait ensuite dans les voies aériennes supérieures. Vers la même époque, Henle, Todd et Bowmann, Kölliker l'étudièrent dans les fosses nasales et ceci probablement d'une façon concomitante [2]; car les progrès de nos notions sur les épithéliums en général se firent alors avec une rapidité surprenante, ainsi que le remarque Ranvier (article : Épithélium, du Dictionnaire de médecine et de chirurgie pratiques). Kölliker fait observer que l'épithélium de la région olfactive se différencie de celui du reste de la muqueuse et qu'à ce point de vue, comme à bien d'autres, cette région des fosses nasales présente des particularités qu'on ne rencontre point ailleurs. Il cite à ce propos les importantes recherches de Todd et Bowmann que nous relaterons plus loin.

3° **Nerfs des fosses nasales.** — a) *Première paire cranienne ou nerf olfactif.* — Rappelons ce que nous n'avons fait qu'esquisser

---

1. Meckel avait admis, vers la fin du xviiᵉ siècle, que l'élément fondamental de l'organisme est le globule, opinion reprise par Döllinger en 1819, par Milne-Edwards en 1823, par Meyer en 1826. Peu après, Schleiden découvrait la cellule végétale, dont il montrait l'importance fondamentale, idée qui fut ensuite défendue par de Miribel. Après les recherches de Schwann sur la cellule animale vinrent celles de Valentin, Henle, Gerlach, Kölliker, Schlössberger, Schultze, Virchow, etc.

2. Bowmann et Todd par exemple ne mentionnent sur ce point que leurs propres travaux. Qui a découvert en réalité l'épithélium nasal ? Nous serions heureux que nos confrères allemands nous fixassent sur ce point. Il nous semble pourtant que l'honneur en revient, par contre-coup du moins, à Henle, puisque celui-ci a mis, dans son mémoire des *Archives de physiologie de Müller*, en 1838, hors de conteste l'existence de l'épithélium des muqueuses en général.

précédemment. Ce qu'il est convenu d'appeler nerf olfactif, obéissant ainsi à une coutume fautive, vieille de plus de deux siècles, a été nommé de toute autre façon par les auteurs de la période gréco-romaine. Comme, pendant longtemps, ils ne purent disséquer que des animaux domestiques, à cause des préjugés religieux de l'époque, ils ne rencontrèrent, chez eux, au lieu de l'apparence rubanée et allongée que l'on trouve chez l'homme, que deux grosses éminences cendrées et mollasses dont l'intérieur renfermait une cavité communiquant manifestement avec les ventricules cérébraux ; ils les nommèrent *processus* ou *caroncules mamillaires*.

Erasistrate et Hérophile qui purent ouvrir des corps de criminels sous la permission expresse des premiers rois Ptolémées, très épris de science et de littérature, n'en profitèrent néanmoins pas pour changer, sur ce point, l'avis des anatomistes. Toutefois, on peut le conclure, bien que leurs écrits soient perdus, du silence de Galien généralement très bien informé. Galien lui-même, quoiqu'il disséquât volontiers des singes, conserve cette dénomination de processus mamillaires et tire de leur conformation toute une théorie physiologique, traditionnelle certainement dans ses éléments principaux, et que nous aurons à exposer plus loin.

Cette façon de voir resta classique, et pour s'en convaincre, il suffit de consulter Oribase dont les écrits renferment de nombreux emprunts à ses prédécesseurs. Il est improbable cependant qu'un aspect si différent de ce que l'on constate, non seulement chez l'homme, resté intangible aux recherches d'amphithéâtre, mais encore chez le singe qu'on disséquait, n'ait pas frappé un des nombreux chercheurs qui, suivant Galien, s'efforcèrent, pendant les premiers siècles de notre ère, d'arracher à la nature ses secrets sur la structure de l'économie. Ce qui nous le fait supposer, c'est qu'au ix⁰ siècle, dans une courte compilation anatomique sur les parties du corps humain du moine byzantin Théophile Protospatharios, qui n'est manifestement qu'un copiste, ces processus mamillaires sont considérés comme des nerfs destinés à l'odorat. Quoi qu'il en soit, la manière de voir de Galien, restée si prépondérante dans le moyen âge, continua à être admise, en ce qui concerne le sujet que nous traitons, par les grands médecins Arabes[1], d'autant plus qu'ils ne disséquaient jamais. Lorsqu'un édit de l'empereur Frédéric II eut permis d'ou-

---

1. Avicennes a consacré une assez longue description à l'organe de l'odorat, mais s'inspire manifestement de ses prédécesseurs grecs, surtout de Galien, ce qui est regrettable ; car les médecins arabes avaient sûrement à leur disposition des traductions d'ouvrages de la période gréco-romaine qui ne nous sont pas parvenus.

vrir des cadavres humains dans ses états des deux Siciles, dont il avait hérité par sa mère, des progrès sur cette question se firent pourtant longtemps attendre. Ainsi Mondinus, qui entreprit, à n'en pas douter, des recherches sur le cadavre humain, s'exprime sur les processus mamillaires d'une façon confuse et qui semble prouver qu'il reste traditionaliste. C'est ce qu'on peut inférer du reste aussi de la lecture de son commentateur J. Berengari. Cependant peu après, Gabriel de Zerbis et Achillini parlent de nerfs olfactifs destinés à percevoir l'odorat, mais d'une façon assez peu nette [1]; de telle sorte que Sprengel, dans son histoire de la médecine, a pu reprocher à Haller d'avoir exagéré l'opinion de ces deux auteurs qui, au fond, continueraient à admettre l'avis de Galien. Vésale lui-même, bien qu'il reconnaisse que la première paire crânienne ressemble aux autres nerfs de l'encéphale par leur forme, sinon par leur consistance. es appelle nerfs mutilés « cœsi », parce que les branches qu'ils donnent à la pituitaire et qui sont assez délicates et assez fragiles lui avaient certainement échappé. Fallope ne dit rien de net sur le problème dont nous nous occupons, mais Realdo Colombo se montre plus novateur, tout en n'ajoutant rien d'essentiel à Achillini et à Gabriel de Zerbis, qu'il ne cite pas. Il semble que Nicolas Massa ait découvert sur la pituitaire les ramifications de la première paire crânienne, c'est-à-dire les véritables nerfs olfactifs. On s'accordait du reste généralement à voir dans les processus mamillaires des nerfs très spéciaux, percés de canaux et destinés à l'écoulement de la pituite ainsi qu'à la pénétration des particules odorantes. C'est du moins l'avis du célèbre Varoli, qui fit faire tant de progrès à l'anatomie de l'encéphale, de Gauthier d'Andernach, de Sylvius, de Charles Estienne, de Vidus Vidius, de Dulaurens, de Colombo, de Bauhin, d'Hoffmann, de Schneider lui-même qui exerça une influence si heureuse sur le développement de nos connaissances concernant la structure du nez.

Thomas Willis [2], si célèbre à juste titre par ses magnifiques recherches sur les paires crâniennes, bien qu'il ait mis hors de conteste les ramifications du nerf olfactif, croit encore, lui aussi, qu'il est creux « in defunctis istæ partes imperviæ esse videntur, tamen durante animalis vita corporum nervosorum meatus ac cœci ductus a spiritu et calore dilatati humorem copiosum, quo irrigentur, facillime transmittunt ». Il avait fait sur une foule de

1. Voir ce que nous disons sur ces deux auteurs au début de la présente étude.

2. *Opera omnia.*

vertébrés les recherches suivantes d'anatomie comparée : « Nervi olfactorii, qui intra cranium processus mamillares appendices habent, in bove, pecore, capra et similibus quæ herbaceis vescuntur, longe majores sunt quam in carnivoris animalibus ; nempe quoniam illis ad diagnoscendas herbarum multiplicium, vires magis exquisitio olfactûs sensûs opus esse videatur. Propterea item hi nervi ampliores sunt in brutis quam in homine... Hi nervi in avibus, item in piscibus satis conspicui habentur ». Voici maintenant pour les ramifications sur la muqueuse du nez : « Nervi isti adhucusque molles et teneri, tunicas e dura matre sortiuntur, quibuscum in plures fibros et filamenta divisi et foramen ossis cribriformis transeuntes, cranio egrediuntur. Unde in tabulatas narium cavernas dilatati et quaquaverous distributi membranæ labyrinthos obtinenti inseruntur ». Willis s'était efforcé aussi de rechercher les origines véritables du nerf olfactif qu'il avait su si bien mettre en relief. « Inter nervos e cranio oriundos, olfactorii seu qui vulgo processus mamillares dicuntur, agmen ducunt utpote qui ante cæteros omnes originem suam habent et ultra ipsum cerebrum antrorsum exporriguntur. Hi nervi e cruribus medullæ oblongatæ, inter corpora striata et thalamos nervorum opticorum profisciciuntur et cavitate manifesta præditi, utrinque pone eadem corpora striata in priorem cerebri ventriculorum dehiscunt, adeo ut humiditas intra cerebri plicaturam scatens *per hos nervorum canales* in processus mamillares feratur. » Comme on le voit, les doctrines galéniques sur le sujet, chassées d'un côté, reviennent de l'autre.

Après Willis, Duverney est le plus intéressant à consulter. Voici ce que nous avons trouvé sur la question dans l'Histoire de l'Académie des sciences de Paris, tome I, p. 366.

« Quelque temps après, il fit voir l'organe de l'odorat dont il lut un traité entier; on remarqua les petits nerfs qui viennent du nerf olfactif, et qui se durcissent comme les autres quand ils ont passé par l'os cribreux, les trois lames, dont il y en a une séparée des autres, et enfin les sinus qui sont dans l'os frontal et dans l'os de la mâchoire et qui sont pleins de mucosités qui se déchargent dans la cavité du nez.

« Il fit voir aussi sur le cerveau d'un homme, que les nerfs olfactifs ne sont pas comme chez les animaux, qu'ils sont beaucoup plus petits, qu'ils ne sont pas continus avec les ventricules, qu'ils envoient plusieurs filets à travers l'os cribreux dans les narines ; enfin, il déclara qu'ils ne sont pas creux. »

Dans ses œuvres anatomiques, t. I, on trouve les lignes suivantes : « Le nerf olfactif prend son origine par une petite fibre moelleuse des corps cannelés (stries) et étant arrivé près de la jonction des nerfs optiques, il se détourne en cet endroit pour aller en ligne droite jusqu'à la racine du nez. C'est dans ce même endroit que ce nerf couvre l'os cribleux (lame criblée de l'ethmoïde) exactement par son expansion qui est plate et se termine en forme d'une petite palette. Du dessous de cette expansion, il sort autant de fibres qu'il y a de petits trous dans l'os cribleux, qui passent par leurs ouvertures, se couvrent de la dure-mère et se distribuent dans la membrane qui revêt les cellules ainsi que la partie supérieure de la cloison. »

Haller fait remarquer combien on a mis de temps à regarder les processus mamillaires comme de véritables nerfs « serò inter nervos, iste quidem receptus fuit ». Il en donne les raisons historiques fort exactement : « Veteres enim cum fere bruta animalia inciderent, videbant in quadrupedibus ipsos ventriculos cerebri, multo plerumque glutinoso humore plenos (Galenius, *De usu partiam*, lib. VIII) in cavicori speciem produci (Willis, Fallopius, Slevogt) atque foraminibus ossis cribrosi incumbere. Itaque processus mamillares dixerunt quam figuram utcunque is nervus iis in bestiis imitatur et habuerunt pro muci collis. » Il rappelle que Lower avait nié cet écoulement de la pituite par les nerfs olfactifs, dont il fixe ainsi l'origine : « Origo nervi hujus in homine duplex mihi innotuit. Earum prior, recta brevis est in fine inferiori lobi anterioris cerebri ex principiis crurum cerebri. Accedit alter ex lobo anterioris et posterioris intervalle (scissure de Sylvius) cumque priori influit. Sed tamen ab anteriore lobo plerisque fibris disjectis, nata quarum una prælonga et ex lobo posteriori et ex intervallo utriusque provenit. Ea introrsum ad priorem illam accedit. » Dans ses notes, il dit que Duverney n'admettait qu'une seule racine; mais Santorini et Mathei en compteraient deux. Vieussens pensait que le nerf olfactif provenait du centre ovale, d'où il se portait vers le corps strié. A propos des ramifications sur la pituitaire, Haller cite Mathei, Winslow, Heuermann, Ruysh.

Vicq d'Azyr est certainement un de ceux qui ont le plus exploré le petit domaine anatomique du nerf olfactif, de ses origines et de ses ramifications. Voici ce que nous trouvons sur ce sujet dans son anatomie du cerveau.

« Les figures 22, 23, 24, 25, 26, 21 ont rapport au nerf olfactif ou de la première paire.

« Le trajet de ce nerf depuis 21 jusqu'à 23 de la figure est oblique d'arrière en avant et de dehors en dedans de sorte que ces deux nerfs se rapprochent par leurs extrémités antérieures. La marche de ces nerfs est très différente de celle des autres, puisque tous, loin de se rapprocher, sont divergents, en sortant du crâne.

« 24, 25, racine externe et longue du nerf olfactif.

« Ce filet blanc ne s'enfonce pas profondément dans la substance du cerveau ; il se dirige obliquement vers la scissure de Sylvius et il se termine par une pointe très aiguë. Une partie de ce filet est cachée, ici, par la saillie du lobe moyen. Cette longue branche du nerf olfactif a été connue de Varole : c'est la seule dont Duverney ait fait mention.

« 1° *Racine interne et longue du nerf olfactif.* — Ce filet blanc connu de Haller, ne l'a point été de la plupart de ceux qui ont précédé cet anatomiste. Il a, comme le premier qui est plus long, très peu d'épaisseur et se dirige aussi vers le sillon de Sylvius.

« 2° *Racine interne et courte du nerf olfactif.* — Ce n'est point un filet comme les deux précédents, mais un prolongement aigu et très peu considérable de la substance blanche. Ce prolongement est très remarquable dans un grand nombre de sujets.

« 18, 78, élargissement qui répond à une éminence ou saillie pyramidale de substance grise, dans laquelle sont aussi quelques stries blanches. Ce mamelon, dont on voit une partie, est placé à l'extrémité postérieure du sillon longitudinal, le long duquel le nerf est couché.

« 25, 26, portion étroite du nerf de la première paire. De 26 à 79, il s'élargit. Depuis 25 jusqu'à 79, on voit la face inférieure de ce nerf dans toute son étendue et on aperçoit dans son milieu une très légère excavation longitudinale.

« 21, 21, extrémité antérieure du nerf olfactif.

« C'est une espèce de bulbe ou renflement ovale qui se termine d'une manière insensible en arrière, qui est formé de substance grise demi-transparente mêlée de stries blanches et dont la face inférieure est soutenue sur la lame criblée de l'ethmoïde. Ce nerf dans sa totalité est mou et pulpeux ; voilà pourquoi Galien, et tous les anciens anatomistes après lui, ont regardé cette production non comme un nerf proprement dit, mais comme un prolongement de la substance même du cerveau. Chez la plupart des quadrupèdes, ce nerf est creux ; il n'en est pas de même chez l'homme, ce qui est bien connu de Varole et de Vieussens.

« 20, 20, extrémité du sillon le long duquel est placé le nerf olfactif. Dans tous les sujets, ce sillon dépasse toujours le nerf.

« 27, 27, Substance blanche que j'appelle perforée.

« Cette substance percée d'un grand nombre de conduits plus ou moins verticaux pour le passage d'un grand nombre d'artérioles se trouve située vers le tubercule d'où sort le nerf olfactif, entre la racine externe de ce nerf et le trajet du nerf optique. Les deux racines longues du nerf olfactif, ainsi que la racine courte sont donc environnées et, pour ainsi dire, pénétrées d'un grand nombre d'artères. »

Vieussens, Matthei, Winslow, Heuermann s'étaient efforcés, mais sans grand succès, de suivre les *ramifications* du nerf olfactif. C'est à *Scarpa* que l'on doit certainement d'avoir élucidé en partie cette question ardue. Chez les poissons cartilagineux, il avait remarqué que les rameaux de la première paire, en se divisant et en se subdivisant à l'infini, semblaient former une expansion nerveuse en forme de toile. « Bulbus autem odoratorii nervi per totum hunc tractum, statis intervallis, trunculos nerveos in duas omnino series dispositos, anteriorem nempe et posteriorem emittit duabus *membranularum* provinciis adamussim respondentes. Vagina duræ matris laminæ cribrosæ perfectiorum animalium quadentenis similis, *tabulos totidem membranaceos largitur* qui trunculos odoratorii nervi ad totidem olfactûs membranulis comitentur. » Cette expansion fut retrouvée par Soemmering et par Prochaska chez les mammifères et l'homme. Quant à la gaine dure-mérienne dont les nerfs olfactifs s'entourent à la sortie du crâne, elle avait été depuis longtemps assez bien décrite par Willis, Schneider, Zinn, Ruysh (Theatrum anatomicum, IV, n° 3 et V, n° 20, et Winslow). Bichat a fait un exposé, très complet et très clair pour l'époque, de tout ce qui concerne la première paire des nerfs crâniens dans son *Anatomie descriptive*, t. III, p. 143, in-8°, 1812.

« Ces nerfs ont été considérés assez superficiellement par le plus grand nombre des anatomistes, qui se sont contentés de ce qu'une première inspection leur offrait, et n'ont pas recherché exactement la disposition de leur portion nasale. C'est aux travaux des anatomistes modernes, de Prochaska, de Leisleten, de Sœmmering, de Scarpa surtout, etc., que nous en devons une description plus exacte.

« L'origine des nerfs olfactifs a excité spécialement l'attention des anatomistes qui l'ont placée en différentes parties, en voulant la poursuivre profondément dans la substance cérébrale. Mais il est presque impossible de la suivre au delà de la superficie du cerveau ; or, en commençant l'examen de cette superficie, on distingue à ces nerfs deux racines médullaires et une corticale. Les premières sont les plus connues et les plus sensibles.

« L'externe qui est assez longue est cachée en grande partie dans la scissure de Sylvius.

« Elle commence à la partie la plus reculée du lobe antérieur dans son angle de réunion avec le moyen, sur la substance corticale de sa dernière circonvolution.

« Des troncs vasculaires assez gros pénètrent le cerveau à l'endroit de cette origine, d'où elle se porte en avant et en dedans, pour donner naissance à un tronc commun. Souvent, dans ce trajet, elle reçoit des circonvolutions voisines un ou deux petits filets médullaires ; ce qui la fait paraître divisée en deux ou trois portions distinctes et écartées.

« La courte racine, médullaire, est très variable dans ses dispositions ; tantôt elle vient du lobe antérieur, près la précédente, avec laquelle elle paraît presque confondue ; tantôt, plus courte, elle naît plus en dedans sur la surface médullaire qui occupe la partie interne de la scissure de Sylvius ; quelquefois elle est divisée en deux portions ; toujours elle se dirige en avant, reçoit souvent dans son trajet un ou deux petits cordons médullaires accessoires, jusqu'à ce qu'enfin elle se réunisse à la longue racine.

« On trouve assez souvent dans l'angle qu'elle forme avec celle-ci plusieurs petits filets blanchâtres très courts qui se réunissent à toutes deux. Il est facile de concevoir d'après les variétés nombreuses que présente la disposition des deux racines médullaires, surtout l'interne, comment les auteurs se sont peu accordés sur le nombre des origines du nerf olfactif, en sorte que les uns n'en ont admis qu'une seule, d'autres en ont reconnu trois, le plus grand nombre en ayant décrit deux. J'ai eu occasion d'observer plusieurs fois que le mode d'origine d'un côté n'est pas exactement le même que celui du côté opposé.

« Pour voir la troisième racine, il faut soulever le nerf et écarter les deux côtés du sillon longitudinal qui le reçoit dans son trajet ; on aperçoit alors sous les deux premières racines un corps pyramidal grisâtre, dont la base est enfoncée dans un sillon tandis que le sommet s'avance pour se réunir à ces deux racines dans le point de leur jonction ; là il dégénère en un cordon grisâtre, mince, qui règne sur la surface supérieure du nerf dont il occupe le milieu. Cette troisième racine est nommée corticale, pour la distinguer des deux autres. Mais, si on la fend, suivant sa longueur, on y trouve un centre médullaire très distinct et qui va en s'amincissant toujours davantage, jusqu'à son sommet ; en sorte que, comme Scarpa l'a observé, il se forme véritablement une racine de même nature que les autres, mais que la substance corticale enveloppe jusque sur son extrémité.

« Quoi qu'il en soit, le nerf présente un renflement sensible et comme triangulaire à la réunion de ces trois racines; de là, il se porte horizontalement au-devant sous le lobe antérieur, placé dans le sillon longitudinal, auquel il correspond principalement par sa troisième portion qui se trouve plus supérieure et par conséquent plus enfoncée dans la substance cérébrale.

« La surface inférieure plane et apparente à l'extérieur est recouverte par l'arachnoïde.

« Le sillon ainsi que le nerf se portent un peu en dedans à mesure qu'ils avancent.

« Par cette direction, ce dernier se rapproche de celui du côté opposé, en sorte qu'en devant il ne reste plus entre eux qu'un fort petit intervalle que remplit l'apophyse crista galli, tandis qu'ils étaient fort écartés en arrière. En bas, le nerf correspond d'abord à la surface supérieure des petites ailes du sphénoïde, puis à la gouttière ethmoïdale. Étroit en arrière, il devient plus large et plus épais antérieurement. J'observe que, dans son trajet dans le sillon cérébral, il est très convenablement placé pour n'être point comprimé par la masse du lobe inférieur qui pèse sur lui. En effet, ce sillon longe en arrière presque toute l'épaisseur de ce nerf, qui ne peut être comprimé par conséquent sur l'aile du sphénoïde. Plus volumineux en devant, il fait sous ce sillon une saillie marquée ; mais la lame ethmoïdale très déprimée, lui forme en cet endroit une gouttière qui prévient également la compression. Au reste, il n'occupe partout que le bas de ce sillon, lequel n'est autre chose qu'une circonvolution cérébrale, qui est droite au lieu de se contourner comme les autres, et qui s'enfonce profondément comme elle ainsi qu'on le voit en écartant ses parois qui ordinairement sont contiguës.

« Parvenu dans les gouttières ethmoïdales, le nerf olfactif qui a successivement augmenté de largeur, offre enfin un tubercule assez volumineux, d'une couleur grisâtre, d'une forme ovale et allongée, plus marqué en avant qu'en arrière, où il naît insensiblement de ce nerf.

« C'est à l'endroit de ce renflement que celui-ci abandonne le crâne pour se porter dans les narines par les trous nombreux de la lame plane de l'ethmoïde.

« Les trous qui traversent la lame plane sont différemment disposés sur l'une et l'autre face.

« En haut les principaux sont de deux ordres : les uns, internes, rapprochés de l'apophyse crista galli, au nombre de six à huit, bornés en devant par une fente très sensible et les autres, externes, en nombre à peu près égal. L'espace qui reste entre eux n'en offre que de très petits, irrégulièrement disposés, et plus nombreux en avant qu'en arrière.

« En bas, on trouve dans la partie supérieure des fosses nasales beaucoup d'ouvertures correspondantes aux précédentes, mais plus nombreuses, parce que chacun des orifices supérieurs donne naissance à un petit canal qui se divise en plusieurs autres dans son trajet, surtout sur les côtés. Tous ces conduits se subdivisent en plusieurs conduits secondaires. Aucun ne communique dans les cellules ethmoïdales, quoique plusieurs n'en soient séparés que par une lame fort mince. On ne doit point les confondre avec ceux appartenant aux nerfs sphéno-palatins.

« La distribution des nerfs olfactifs est conforme à celle des conduits qui leur donnent passage. On observe que le bulbe, formé par l'extrémité du nerf et placé dans la gouttière ethmoïdale, donne naissance à trois ordres de rameaux : interne, externe et moyen. Le nombre, le volume et la direction de ces rameaux sont sujets à beaucoup de variations. Souvent les trous les plus volumineux en reçoivent deux ou trois.

« Les rameaux *moyens* divergent aussitôt et se portent un peu en avant et en bas...

« Les rameaux *internes* suivent la cloison et ne tardent pas à se diviser en filets plus petits, avant même d'avoir quitté la lame criblée...

« Les rameaux *externes* se continuent, aussitôt après leur introduction, dans les conduits qu'on trouve sur les cornets, s'y divisent et s'y subdivisent en s'anastomosant entre eux, sans abandonner d'abord les conduits qui s'anastomosent eux-mêmes...

« Nous avons vu qu'à son origine le nerf olfactif offrait une structure en grande partie médullaire, mais aussi un peu corticale. Dans le reste de son trajet au crâne, il est formé alternativement de stries corticales et médullaires entremêlées. Les anciens anatomistes avaient observé que son milieu offrait un sillon sensible. A une observation plus exacte, on trouve plusieurs autres lignes semblables, en sorte que ce nerf est véritablement sillonné de fibres très sensibles. Le cordon qu'il représente dans le crâne a une forme triangulaire, ce qui le distingue de tous les autres.

« C'est surtout dans le bulbe qui le termine sur la gouttière ethmoïdale, que la substance corticale est bien prononcée. »

Bichat ajoute « ce bulbe ressemble par là assez bien aux ganglions[1] ; mais, lorsqu'on le fend plus profondément, on voit qu'il

---

1. C'est ce qui fait qu'en Allemagne et en France, on reconnut peu après Bichat que le soi-disant nerf olfactif était en réalité un lobe cérébral, comme le prouvait l'anatomie comparée et comme devait le démontrer l'embryologie.

n'a d'analogie avec eux que par la couleur. La consistance, la densité, l'organisation intérieure, tout établit une différence essentielle entre eux.

« Mou et pulpeux dans le crâne, ce nerf prend une consistance très marquée, et se recouvre d'un névrilème dans les fosses nasales. Sous ce rapport, il y a une exacte analogie entre lui et le nerf optique. Le bulbe grisâtre des gouttières ethmoïdales est la limite qui sépare la portion purement médullaire, d'avec celle qui de plus est névrilématique ».

Cloquet, dans son *Ophrésiologie*, a donné aussi un excellent exposé des notions de l'époque sur les nerfs olfactifs Il rappelle ce que nous avons dit plus haut sur les origines assignées à la première paire cranienne (des cuisses, de la moelle allongée d'après Willis, du lobe postérieur du cerveau d'après Santorini, du corps calleux et du centre ovale d'après Ridley, du corps strié d'après Vieussens, Monro, Lecat, Lieutaud, Winslow). Il note que, si Chaussier a appelé les corps striés couches des nerfs olfactifs, Sœmmering a constaté que chez plusieurs animaux il n'y a pas de proportion évidente entre les corps striés et les nerfs olfactifs ; parfois même la première paire manquerait comme chez les cétacés sans que le corps strié soit atrophié, ainsi que l'avait remarqué Cuvier : « Malacarne a vu le filet le plus long provenir de l'espèce de cordon nerveux qui passe en haut sur les côtés du troisième ventricule et le plus court se continuer avec le tractus médullaire qui prolonge la commissure antérieure du cerveau au moment où il perce la face inférieure et saillante du corps strié. »

Zone olfactive. — Nos connaissances sur la zone olfactive sont toutes récentes et dues au perfectionnement des études microscopiques vers le milieu du xixᵉ siècle. Cette portion de la muqueuse nasale fut individualisée pour la première fois dans le célèbre ouvrage de Bowman et Todd sur la « Physiological anatomy » en 1842.

C'est au premier de ces deux auteurs qu'est due certainement la découverte. Grand anatomiste, puis habile physiologiste, enfin sur le déclin de sa vie, digne rival en oculistique de Græfe et de Donders, Bowman avait comme micrographe une habileté remarquable qui en faisait l'émule des grands histologistes allemands Henle [1], Valentin, Krause et Kölliker.

1. Dans ses mémoires publiés après sa mort, Bowman rend pleine justice à Henle qui, en 1838, dans les *Archives de Müller*, mit hors de doute l'existence des différents épithéliums.

Voici le passage auquel nous venons de faire allusion :

« Nous arrivons maintenant au siège propre de l'odorat, région relativement bien délimitée, à laquelle on peut donner le nom de région olfactive. Comme elle n'a pas été distinguée jusqu'ici des parties voisines et qu'on n'a pas apprécié les particularités qui l'individualisent, nous en donnerons une description assez minutieuse. Il faut examiner cette portion des fosses nasales chez l'animal, parce qu'on peut ainsi se la procurer à l'état frais et sain, tandis que chez l'homme la mort ou la maladie lui font perdre beaucoup de ses traits les plus intéressants ; aussi l'homme n'est-il pas un terrain favorable pour ces sortes d'investigations et on ne doit l'étudier à ce point de vue que quand on a obtenu une bonne vue d'ensemble chez des êtres plus inférieurs.

« La région olfactive est située au sommet du nez, immédiatement au-dessous de la lame criblée de l'ethmoïde, par où passent les nerf olfactifs pour atteindre cette membrane. Elle s'étend sur une étendue d'un tiers ou d'un quart sur la cloison et la face externe des fosses nasales. Ses limites sont nettement marquées par une teinte plus ou moins accusée rappelant le terre de Sienne et par un épaississement remarquable si on le compare à celui de la région ciliée de la muqueuse de Schneider. Elle forme une tache opaque et mollasse bien différente de l'aspect que présente la muqueuse qui tapisse le reste de l'ethmoïde et les cavités accessoires du nez si délicates et si transparentes. L'épithélium change absolument de caractère ; il perd ses cils et est composé de cellules allongées et nucléées dont les plus profondes renferment un pigment brunâtre. Elles ne sont plus ciliées ainsi qu'il a été dit plus haut et elles forment une couche épaisse, mollasse et pulpeuse qui repose sur le basement-membrane. Ses parties les plus profondes restent souvent adhérentes quand le reste a été chassé par l'eau. Quand on examine la face profonde des lambeaux épithéliaux ainsi détachés on voit çà et là des saillies correspondant à des tubes glandulaires analogues à ceux qui dans l'épiderme correspondent aux glandes sudoripares. Et, en effet, des glandes toutes semblables à celles-ci existent dans la région olfactive. Elles plongent dans l'intérieur de la muqueuse parmi les ramifications du nerf olfactif [1].

« Leurs orifices sont assez apparents quand on a débarrassé la surface de l'épithélium brunâtre qui la recouvre. Ils sont disposés en files verticales et leur mode de distribution est pro-

---

1. Ces ramifications, suivant Bowman et Told, auraient un névrilème mais pas de myéline.

bâblement commandé par celui des ramifications du nerf olfactif.

« Elles deviennent de plus en plus rares à mesure qu'on atteint les limites de la région olfactive. L'épithélium de ces glandes est globuleux et contient un peu de pigment comme celui des glandes sudoripares. Vers l'orifice de ces glandes les cellules qui les tapissent deviennent plus minces et plus transparentes; quant au trajet décrit par ces glandes, il est difficile à apprécier, bien qu'il ne puisse pas être spiral [1]. »

b) *Nerfs des fosses nasales relevant de la sensibilité générale.* — On sait maintenant qu'ils proviennent des deux premières branches du trijumeau, c'est-à-dire de l'ophtalmique et de la maxillaire supérieure. Mais il a fallu fort longtemps pour mettre en évidence ces notions en apparence si simples. Ni Vésale, ni Colombo, ni Fallope, ni même Eustachi qui avait fort bien étudié, pour l'époque, les nerfs provenant de l'encéphale [2], ne nous fournissent de renseignements à ce sujet. Arantius et Varole se bornèrent à peu près à faire progresser l'anatomie du cerveau. Il faut descendre à Willis qui fit, comme on le sait, une étude remarquable des paires crâniennes, pour voir signaler pour la première fois une des branches que fournit l'ophtalmique [3] à l'intérieur du nez, le nerf nasal interne [4]. Mais, pendant longtemps, quelle confusion sur son mode de distribution! Winslow, l'habile anatomiste du xviiᵉ siècle, ne va-t-il pas jusqu'à admettre non seulement comme ses contemporains des rameaux musculaires, c'est-à-dire moteurs, mais encore une anastomose avec le nerf olfactif ainsi qu'en témoigne le passage suivant [5] :

« Le rameau interne de l'ophtalmique ou rameau nasal du nerf orbitaire se porte du côté du nez. Il jette dès sa naissance

1. Kölliker, dans sa description de la muqueuse nasale (voir la 1ʳᵉ édition de son traité d'histologie), a retrouvé ces glandes et reconnu qu'elles avaient été très exactement étudiées par l'auteur anglais.

2. Voir les magnifiques planches anatomiques publiées par Lancisi longtemps après sa mort.

3. Découvert par lui.

4. « Porrò observare est quod e ramo quinti paris ophtalmico susculus quidem juxta musculorum (oculi) capita superius reflectitur, qui ubi per proprium foramen os oculi orbitam continens trajecerit in narium cavernas defertur. Hinc, ut opinor, ratio desumitur quare e loco obscuriore in lucem progredientes ad primum solis adspectum sæpe, vel invito, sternutemus. » Anatomie du cerveau et de ses nerfs, Amsterdam, 1661.

5. Rameau nasal de l'ophtalmique (Exposition anatomique du corps humain). Paris, 1732.

un filet qui communique avec le petit ganglion lenticulaire et vient quelquefois du tronc même du nerf orbitaire avant sa division et se colle au rameau interne ou nasal jusqu'à l'endroit de la division du moteur commun où il se détache.

« Le rameau nasal passe d'abord obliquement sur le nerf optique et par-dessous les deux muscles releveurs voisins, *donnant quelques filets au plus proche de ces muscles.* Aussitôt après, il se glisse entre le droit interne et le grand oblique, le long de la paroi interne de l'orbite et, en chemin, il jette dans le petit trou orbitaire interne un filet dont il sera parlé plus loin.

« Ensuite le rameau nasal passe par-dessus le muscle adducteur et gagne l'angle interne de l'œil, où il se distribue aux parties voisines, savoir à la caroncule lacrymale, au sac lacrymal, *aux portions voisines du muscle orbiculaire du sourcilier, du pyramidal du nez et aux téguments.*

« Le petit filet latéral qu'il a jeté dans le trou orbitaire rentre dans le crâne en montant un peu de devant en arrière, à côté de l'os cribleux, où il s'avance sur le devant dans la duplicature de la dure-mère, *s'unit aux filets du nerf olfactif* sur la lame cribleuse de l'os et plonge de nouveau avec ces filets par les trous les plus antérieurs de cette lame, pour accompagner leur distribution dans le nez.

« Le rameau externe ou nerf lacrymal du nerf orbitaire se porte principalement à la glande lacrymale et s'y distribue.

« Il paraît quelquefois être un détachement du rameau frontal et souvent il naît plus postérieurement du nerf orbitaire que les autres rameaux ; Il va se distribuer dans la glande lacrymale.

« Avant que de gagner la glande, il jette un petit rameau à la partie latérale externe de l'orbite qui se perd quelquefois sur le diploé du crâne et quelquefois perce l'os frontal, ou l'os de la pommette, en donnant des filets aux *portions voisines du muscle crotaphite, du muscle orbiculaire des paupières, du masséter* et des téguments. Il donne aussi des filets à la graisse et à la membrane conjonctive de l'œil. »

Le rameau nasal du nerf frontal a été signalé par Wrisberg, puis par Scarpa qui avaient noté sa terminaison dans le sinus frontal.

Les ramifications assez fines et assez difficiles à trouver que la branche maxillaire supérieure du trijumeau envoie aux fosses nasales furent signalées assez tard vers le milieu du XVIIIe siècle, par le grand anatomiste allemand Meckel, premier du nom [1].

---

1. Mémoires de l'Académie royale de Berlin (1745, 1er vol.) fondée par Frédéric II et présidée par Maupertuis.

« J'ai commencé, dit-il, dans la traduction française assez maladroite de sa monographie latine, à faire des recherches sur la partie la plus délicate, la plus subtile et en même temps la moins connue dans l'anatomie; je veux parler des nerfs. Le succès m'encourage à les continuer, ayant eu le bonheur de découvrir un ganglion inconnu jusqu'à présent et dont je vais donner la description.

« J'ai rencontré ce ganglion en continuant mes observations anatomiques sur le nerf le plus difficile à connaître de tous, celui de la cinquième paire du cerveau dont j'ai donné une description exacte dans ma dissertation latine « de quinto pari ». Elle appartient principalement à la description du second rameau (branche maxillaire supérieure qui est contenue dans la section IV de ma dissertation). J'y ai donné (paragraphes 60-63) la description de la division (mode de distribution) du deuxième rameau (branche maxillaire supérieure) de la cinquième paire. Après qu'il est sorti de son canal, il se partage en quatre branches : le nerf sous-orbitaire qui continue le tronc, le rameau descendant qui donne le vidien rétrograde et les *nasaux* [1], les nerfs palatins et le dental postérieur. Mais, après bien des recherches attentives, j'ai trouvé qu'il y a un ganglion enfermé entre les os de la mâchoire supérieure et les ailes ptérygoïdes, qui produit et les racines du nerf intercostal [2], les nerfs nasaux et les nerfs palatins, ce que ni moi ni personne n'avait encore observé.....

« Le deuxième rameau de la cinquième paire étant sorti du crâne dans la fente ptérygo-palatine donne *deux rameaux minces qui sont souvent réunis en un seul.* Ces deux petits rameaux descendent par la graisse molle dont la fosse ptérygo-palatine est remplie, derrière l'artère nasale supérieure, qui passe par le trou sphéno-palatin pour aboutir aux narines (fosses nasales). Ils continuent en descendant sur la partie supérieure de la face convexe postérieure du sinus maxillaire, dessous la fente sphéno-maxillaire. Dans ce chemin, les deux rameaux susdits se joignent derrière l'artère nasale qui, formée de ces deux petits rameaux dès l'origine unique, comme je l'ai dit, se courbe en descendant un peu en dedans et en arrière vers le trou sphéno-palatin et tout près de ce trou forme *un ganglion rougeâtre, un peu dur, triangulaire ou cordiforme, plus convexe à sa face externe, plus*

---

1. Meckel avait donc tout d'abord fait provenir les branches nasales du nerf maxillaire supérieur directement de ce tronc nerveux.

2. Nerf grand sympathique appelé ainsi à cette époque parce qu'il repose sur les côtes (leur extrémité).

plat à sa face interne. Ce petit ganglion par sa face interne touche au trou sphéno-palatin, mais sa surface extérieure est dans la graisse molle qui l'entoure, dont la fosse ptérygo-palatine est pleine. La situation de ce ganglion dans la fente osseuse qui sépare la mâchoire supérieure des ailes ptérygoïdes rend la préparation difficile.

« De ce ganglion, que j'appellerai sphéno-palatin à cause de sa situation, sortent des rameaux nasaux antérieurs, la racine du nerf intercostal (grand sympathique) et le palatin antérieur (voir dissertation latine, paragraphe 62). Les nerfs nasaux sont trois ou quatre petits nerfs qui naissent de la face interne du ganglion sphéno-palatin. Ils percent la dure-mère qui ferme le trou sphéno-palatin et cheminent entre le périoste des narines (fosses nasales) et la pituitaire, distribuant leurs fibres nerveuses à la cloison, à la face externe, aux cellules ethmoïdales.

« Du bord postérieur du ganglion naît un petit rameau qui entre par l'ouverture antérieure du canal ptérygoïdien et, allant d'avant en arrière, il donne premièrement deux ou trois petits filets nerveux que j'appellerai nerfs nasaux supérieurs, postérieurs de la cinquième paire. Ces petits filets percent le canal ptérygoïdien osseux et entrent dans la partie postérieure des narines (fosses nasales) où ils distribuent leurs filets dans la membrane pituitaire qui avoisine le vomer...

« De la partie inférieure du ganglion sphéno-palatin descend le plus gros des nerfs qu'il fournit : c'est le palatin antérieur. A son origine il se rapproche en bas du canal ptérygo-palatin antérieur qui est plus large que les autres orifices de même nom et par lequel il descend avec l'artère palatine. Dans ce canal, il donne un petit rameau ou deux que j'appellerai nasaux inférieurs, qui percent le côté intérieur du canal et avoisinent le plancher des narines (fosses nasales). Dans ce point, ils s'insinuent entre le périoste et la pituitaire, distribuant leurs fibres aux parties molles de la région. »

Les anatomistes postérieurs à Meckel s'occupèrent peu de la question, de telle sorte que le nombre des rameaux nasaux du ganglion sphéno-palatin n'était pas encore complètement fixé dans les premières années du xix° siècle. Haller (Éléments de physiologie, tome V, p. 153) dit qu'ils sont au nombre de trois ou quatre et qu'ils se divisent eux-mêmes en quatre ordres de filets secondaires peu constants. Parmi ceux-ci, Cotugno, célèbre anatomiste italien, signala le naso-palatin qui, passant par le conduit incisif, s'étend jusqu'à la voûte palatine. Voici la description que donne Cloquet de ces ramifications nasales dans sa célèbre ophrésiologie à laquelle nous avons déjà fait tant d'emprunts.

« En dehors du trou sphéno-palatin est un ganglion nerveux, le ganglion de Méckel. C'est ce ganglion qui fournit à la membrane pituitaire la plus grande partie de ses nerfs, sous le nom de rameaux sphéno-palatins (Bichat). Meckel en compte trois ou quatre, j'en ai vu jusqu'à cinq qui s'introduisaient sur-le-champ dans les fosses nasales par le trou sphéno-palatin, et se répandent sur la membrane pituitaire :

« 1° Deux ou trois filets se portent d'abord entre le périoste et le feuillet muqueux de la membrane pituitaire, à la face concave du cornet supérieur ;

« 2° D'autres rameaux fort courts vont au cornet moyen ;

« 3° Quelques-uns se recourbent en un seul au-devant du sinus sphénoïdal ;

« 4° Un rameau plus considérable, découvert par Cotugno, le naso-palatin, à sa sortie du trou sphéno-palatin, se recourbe au-devant du sinus sphénoïdal, traverse la voûte des fosses nasales, et se porte sur la cloison, entre les deux feuillets de la membrane pituitaire. Celle-ci a une double communication avec le ganglion sphéno-palatin, l'une à l'aide du nerf naso-palatin, l'autre par le moyen du nerf palatin proprement dit.

« Enfin le rameau dentaire antérieur du nerf sous-orbitaire donne plusieurs filets, dont l'un découvert par Breschet, se prolonge le long de la paroi du sinus maxillaire pour pénétrer dans les fosses nasales où il s'anastomose évidemment avec le naso-palatin. »

Quant aux *branches du sympathique*, on en était encore réduit, vers la première moitié du xix° siècle, à des conjectures plus ou moins vraisemblables. « Il est probable aussi, écrit Cloquet, mais ce fait n'a point été démontré, que le plexus nerveux qui embrasse l'artère maxillaire interne et qui vient des filets du ganglion cervical supérieur envoie des ramifications dans les fosses nasales avec les branches de cette artère qui y pénètrent ; les plexus de cette nature paraissent en effet essentiellement destinés à accompagner partout le système vasculaire à sang rouge. »

Organe de Jacobson. — Très intéressant au point de vue morphologique et embryologique, cet organe, qu'on peut regarder comme une répétition des fosses nasales, car il reçoit des ramifications assez importantes de l'olfactif, n'a pas une très grande importance chez l'homme où il demeure très atrophié [1], contrairement à ce qu'on constate chez d'autres mammifères. Découvert dès 1809, paraît-il, par l'anatomiste danois Jacobson [2] dont il porte le nom, il ne fut point de la part de celui-ci l'objet d'un mémoire détaillé. On sait que Jacobson considérait cette sorte de sac long et étroit, occupant la partie antérieure de la cloison, comme une glande conglobée dont le canal excréteur, passant par le trou incisif, déboucherait dans la cavité buccale. Rosenthal (Tiedemanns, *Zeitschrift für Physiologie*, t. II, p. 289) n'ajouta pas grand' chose aux notions données par Jacobson et adopta l'interprétation erronée de cet auteur. Carus (*Traité d'anatomie comparée*, t. I, p. 421) ne fit que reproduire Rosenthal. Müller (*Manuel de physiologie*, t. II) se contenta d'une brève mention. Cuvier indiqua bien ce qu'on constate chez les principaux quadrupèdes domestiques, mais sans insister. C'est, en somme, à la monographie de Gratiolet qu'il faut recourir pour avoir une idée un peu nette de l'organe de Jacobson et de sa signification morphologique (voir Thèse de doctorat en médecine de la Faculté de Paris, 1842). Contrairement à Jacobson et à Cuvier, il admit, avec Rosenthal, qu'il existait chez l'homme, quoique très atrophié. Il insista sur sa structure, sur ses ramifications nerveuses si spéciales et, s'appuyant sur les portions cartilagineuses qu'on y retrouve, il fit de l'organe de Jacobson une sorte de cornet invaginé; c'était déjà une approximation plus serrée de la réalité.

Développement embryologique du nez. — Jusqu'au xix⁰ siècle, il est resté totalement inconnu. On savait seulement depuis Fallope et Ingrassias, que les cavités accessoires étaient très peu développées au jeune âge et que les sinus du nez ne prenaient leur développement complet que chez l'adulte. Dans son célèbre traité sur l'ophrésiologie, fréquemment cité dans la présente étude, Cloquet, profitant des importantes recherches de Deschamp fils et des siennes propres, a constaté que, chez le fœtus, les fosses nasales sont, proportionnellement au reste du corps, singulièrement rétrécies, moins cependant transversalement que dans les autres dimensions, parce que la lame criblée de l'ethmoïde est déjà très développée, contrairement au reste du squelette du nez. Le diamètre vertical serait le plus petit de tous, vu, dit-

1. Ce qui fait que certains ont nié à tort sa présence dans l'espèce humaine.

2. Il étudia quelque temps au Muséum de Paris, où Cuvier, qui le cite, et Geoffroy Saint-Hilaire florissaient à cette époque.

il, que les sinus nasaux n'existent pas, pas plus que les cellules ethmoïdales. Les masses latérales et la lame verticale de ces os auraient une structure encore entièrement cartilagineuse. On ne pourrait établir de distinction possible d'avec le vomer, également cartilagineux en certains points, osseux en d'autres.

« Les ouvertures postérieures des fosses nasales ont beaucoup d'étendue transversalement, surtout en haut, ce qui dépend du développement du corps du sphénoïde qui éloigne l'une de l'autre les apophyses ptérygoïdes. Elles sont remarquables aussi par leur obliquité en avant, ce qui tient à celle de ces apophyses elles-mêmes. Cette disposition favorise, comme on le sait, l'occlusion des arrière-narines par le voile du palais dans le phénomène de la succion.

« Les cornets n'ont point la largeur qu'ils doivent présenter chez l'adulte, mais leur longueur est déjà très prononcée.

« Quelques mois après la naissance, les fosses nasales s'étendent dans tous les sens et les différents sinus se développent. Dans la formation de ceux de l'os coronal (frontal) qui a lieu environ deux ans après la naissance (Thomas Bartholin, lib. IV, p. 706), époque où les cellules ethmoïdales atteignent les limites de l'os frontal, c'est presque toujours la table externe de cet os qui se porte en avant[1], ce qui oblige les os du nez à la suivre dans sa marche et ce qui diminue la dépression de la racine de cet organe (Bichat, *Anat.*, t. 1, p. 124).

« A mesure que les sinus maxillaires se creusent, ce qui a lieu, pour eux, longtemps avant les autres, la face augmente en hauteur et en largeur, mais beaucoup plus du côté de la bouche, que de celui de l'orbite. Quant aux sinus sphénoïdaux, ils se développent bien plus tard que les autres cavités du même genre (Fallopia obs., p. 327), et ne sont souvent pas encore ébauchés au moment de la naissance ; c'est leur lame inférieure qui se déprime surtout alors, en s'écartant de la supérieure ; en même temps, la voûte palatine s'abaisse postérieurement, ce qui contribue à former le plan incliné, par lequel le mucus nasal coule dans le pharynx. Pour ce qui est des cellules ethmoïdales, on en aperçoit des traces dès le cinquième mois de la gestation.

« Il ne faut point croire qu'en se formant ces cellules élargissent la partie supérieure des fosses nasales, car l'os qui les renferme est aussi volumineux dans son état cartilagineux qu'il l'est dans son état osseux. »

---

1. Onodi, qui a récemment étudié avec beaucoup d'exactitude ces cavités, est du même avis et fait consister le développement de ces cavités en une sorte de refoulement en dehors de la table externe.

Cloquet rappelle les intéressantes recherches embryologiques de Deschamps fils qui, fait remarquable, aboutissent, pour l'origine des sinus, aux mêmes conclusions que celles des embryologistes les plus récents, c'est pourquoi nous les rapportons ici.

« Les sinus [1] n'existent donc pas à l'origine du fœtus : ils se développent les uns après les autres, et de manière qu'un assez long espace de temps est ordinairement compris entre le développement du premier et celui du dernier. Ce développement lui-même ne coïncide avec aucun changement remarquable dans les cavités du système osseux ; et d'ailleurs il n'a, dans sa marche, rien qui lui soit commun avec ces derniers. En effet, une cavité circonscrite de tous côtés par le tissu osseux ne leur sert point d'origine, comme à toutes les autres cavités des os ; ils ne viennent pas s'ouvrir dans les fosses nasales ; c'est au contraire dans leur intérieur qu'ils commencent ; ils en sont dans tous les temps, un prolongement toujours en communication avec elles-mêmes.

« Voici ce que l'examen fait apercevoir, touchant les particularités de ce développement. Les os destinés à les contenir sont solides ou sans cavités jusqu'au moment où le sinus va se développer. On aperçoit alors un point déprimé au lieu destiné par la suite à former une ouverture de communication ; bientôt la dépression augmente ; déjà l'on distingue au sinus un fond et une ouverture de diamètres peu différents ; la membrane muqueuse qui ne cesse pas d'être appliquée au point actuellement déprimé, s'enfonce avec lui dans le tissu de l'os, sans se déchirer, sans s'entrouvrir ; cependant elle ne reste pas telle qu'elle était dans les fosses nasales, et quoiqu'elle soit évidemment un prolongement de celle-là, et qu'elle lui soit continue, elle prend dès lors des caractères particuliers qu'elle conserve pendant toute la vie. Les sinus s'étendent ensuite dans les os, dont le volume augmente pour les contenir. Ils affectent d'abord une forme sphéroïde, et ce n'est que longtemps après la naissance qu'ils tendent aux formes qui caractérisent chacun d'eux. »

1. Dissertation sur les maladies des fosses nasales des sinus (Thèse de Paris, 1804), par DESCHAMP fils.

II. — HISTOIRE DE LA PHYSIOLOGIE

I. Période gréco-romaine. — Pendant l'énorme laps de temps qui s'étend d'Hippocrate au milieu du xix° siècle, la physiologie de l'olfaction, encore si pleine d'obscurité et d'une étude si difficile, a subi beaucoup moins de transformations que l'on serait tenté de le supposer *a priori*. En réalité, les théories de l'antiquité gréco-romaine survivaient encore en plein xvii° siècle et ce n'est qu'à la fin du xviii° siècle que l'étude de ce sens tend à prendre véritablement un caractère tant soit peu scientifique. Les idées des anciens sur l'odorat étaient commandées, comme nous l'avons dit précédemment, par une conception vicieuse de l'architecture des fosses nasales et aussi par l'interprétation anatomique et physiologique de ce qu'on appelle maintenant assez incorrectement, du reste, nerf olfactif, erreurs sur lesquelles il est inutile de revenir ici. Lorsqu'il eut été complètement démontré qu'il n'y avait pas libre passage entre l'intérieur du nez et les ventricules du cerveau, on remplaça cette conception vieillie par une autre très analogue encore, ainsi qu'on le verra plus loin. Mais commençons par reproduire le texte emprunté de *usu partium*, où l'on trouvera une claire exposition des idées, passablement étranges sur ce point, du médecin de Pergame [1].

« Le dernier sens, celui de l'odorat, a été placé seul, entre tous, en dedans du crâne, dans les *ventricules mêmes qu'on trouve en avant de l'encéphale*, qui renferment un pneuma vaporeux. Il fallait, en effet, que le corpuscule qui doit causer la sensation modifiât aussi une portion de l'encéphale ; il fallait encore que le sensorium fût entouré d'une membrane telle qu'elle pût le protéger et ne pas intercepter le passage des objets sensibles ; mais pour ne pas produire cet effet, elle devait être plus raréfiée que celle de l'ouïe dans la même proportion que l'objet perçu par cette dernière est plus grossier que l'objet perçu par l'odo-

---

1. *Du nerf olfactif*, t. I, p. 597 (traduction Daremberg, 2 vol., 1854).

ral. En effet, autant l'air est inférieur à la lumière pour la ténuité des parties, autant presque l'air le cède aux exhalaisons.

« On peut aussi voir, par ce que nous observons chaque jour, combien larges doivent être nécessairement les conduits glandulaires qui percent la membrane de cette partie. En effet, si un corps vient à obstruer les narines, comme dit Platon en quelque endroit, aucune odeur n'est tamisée à travers sa substance ; l'air seul, privé des corpuscules odorants, le traverse [1]...

« Un tel fait montre évidemment que la vapeur est d'une plus forte dimension que la capacité des conduits de la membrane qui sert à opérer l'occlusion, et que la membrane du sens de l'odorat doit avoir des trous plus larges que ces conduits. »

Galien donne les moyens de reconnaître cet état criblé de la muqueuse nasale au niveau de la voûte du nez (voir le début de notre chapitre sur l'histoire de 'anatomie).

« Une grande preuve de la porosité de la membrane olfactive, c'est l'évacuation fréquente et subite des superfluités qui coulent d'en haut ; les anciens la nommeraient morve ou pituite (βλεμα και κορυζα) et les membranes μυχοσα. En effet, c'est même un des artifices les plus ordinaires de la nature de n'omettre jamais aucune des utilités ou fonctions possibles d'un organe, quand elle peut commodément en accomplir plusieurs avec un seul. Ainsi encore, dans cette circonstance, comme les ventricules de l'encéphale sont placés au-dessus de l'organe de l'odorat, et nécessairement reçoivent les superfluités qui découlent des parties environnantes, l'animal serait continuellement exposé à des apoplexies, si la nature n'avait, en cet endroit, ouvert un chemin propre à l'écoulement. Or, il n'était pas possible d'en imaginer un meilleur que ce conduit à la fois large et incliné. Ainsi les superfluités sont portées de dedans en dehors par les conduits du nez, tandis que de dehors en dedans remontent les corpuscules saisis par la faculté olfactive, et un seul organe sert à ces deux utilités, l'une nécessaire à la vie même, l'autre rendant la vie plus agréable. Il existe deux autres conduits en pente, lesquels versent, par le palais dans la bouche, les superfluités de tout l'encéphale ; quand l'animal est en parfaite santé et que la nutrition s'opère bien, ces conduits seuls suffisent. Ainsi la première utilité des conduits de l'encéphale ouverts

---

1. Suivant Galien, le cerveau, organe froid par excellence, puisqu'il serait formé de pituite, refroidirait le cœur et le foie qui ont trop de tendance à s'échauffer ; mais pour qu'il conserve, dit-il, sa température propre, il faut qu'il soit sans cesse refroidi à son tour par l'air qui passe par le nez.

dans les narines, utilité en vue de laquelle surtout elles existent, c'est non pas d'évacuer les superfluités, mais d'offrir un secours surabondant à l'encéphale malade, et d'abord de juger des odeurs elles-mêmes... »

Les idées de Galien lui survécurent. Oribaze, contemporain de l'empereur Valens, s'exprime en effet de la façon suivante sur le sens de l'odorat[1] où l'on verra une fois encore le cause-finalier endurci qu'était ce restaurateur de l'humorisme.

« L'organe de l'odorat, à l'aide duquel nous opérons la distinction des corps odoriférants, semble être le nez, quand on y arrête d'abord son attention. En effet, quand nous le serrons d'une façon quelconque en inspirant par la bouche, nous ne percevons aucun corps odoriférant; de même, quand nous inspirons en ouvrant les narines, nous sentons immédiatement la présence de ces corps. Aussi voyons-nous véritablement qu'aucune distinction d'odeurs n'a lieu sans inspiration, quoiqu'il arrive parfois que les canaux du nez sont remplis d'une vapeur douée de propriétés très efficaces. En effet, si, après avoir pratiqué des fumigations de bitume ou de fausse cannelle, dans une petite chambre, et l'avoir remplie d'une odeur très forte, on fait l'expérience d'inspirer, on reconnaîtra la vérité de ce que nous venons de dire puisqu'on ne sentira l'odeur que pendant le temps de l'inspiration, tandis qu'on n'en distinguera rien pendant tout le reste du temps, quoique les narines en soient remplies. Il semble donc qu'une autre partie que le nez est l'organe doué de la faculté de distinguer les odeurs, que cette partie est située quelque part à l'intérieur dans les régions plus profondes du corps et il est probable que la perception des corps odoriférants a lieu dans les ventricules antérieurs du cerveau. En effet, comme toute la respiration du cerveau se fait pour conserver au cœur son degré modéré de chaleur, il est raisonnable de croire que le cerveau se procure en premier lieu à lui-même cette chaleur modérée, lui qui, par sa nature, est si éminemment apte à être lésé par les substances qui échauffent ou refroidissent outre mesure. Comment donc la nature ne lui aurait-elle pas donné à cet effet un mouvement inné pour le ventiler et le battre pendant l'inspiration, et pour le débarrasser parfois, pendant l'expiration, d'un souffle brûlant, de la morve et de la pituite? D'ailleurs le mouvement du cerveau[2] apparaît manifestement :

1. Traduction Daremberg et Bussemaker des œuvres d'Oribaze, Paris, 1858.

2. Celui-ci, en effet, dilaté par le sang qui lui arrive à chaque pulsation du cœur, présente des battements très apparents.

on le voit chez les petits enfants et ceux qui ont des plaies pénétrantes. Ce mouvement-là donc est nécessaire au cerveau, et il existe de tout temps ; mais il s'y ajoute un autre mouvement qu'on voit manifestement chez tous les animaux ; en effet, quand on a pratiqué l'excision des os de la tête, on voit se produire, aussi longtemps que les animaux se taisent, un mouvement de pulsation, dont la cadence s'accorde avec celle du mouvement des artères et du cœur ; mais quand les animaux poussent des cris, tout le cerveau s'élève et se gonfle[1], et cela me paraît tenir à l'augmentation de la chaleur qui s'allume pendant l'émission d'une voix forte, ainsi qu'à l'expression des matières vers le haut. Le cerveau donc prend soin du cœur ; mais, bien avant cela, il prend soin de lui-même ; d'un côté il dilate la poitrine en vue du cœur, et d'un autre, il dilate ses propres ventricules en vue de son propre avantage. Il attire l'air du nez à travers ses ventricules, et celui de la trachée et du larynx à travers la poitrine ; ce dernier air entraîne à son tour nécessairement après lui l'air extérieur. A l'aide de cette observation, nous avons découvert la respiration dans le cerveau, nous avons constaté en même temps que les ventricules du cerveau, surtout leur terminaison inférieure (caroncules mamillaires) qui se rapproche des os cribriformes (ethmoïdes), sont l'organe de l'olfaction. »

II. Temps modernes. — Les Byzantins, les Arabes, les Médiévistes, et même les médecins de la Renaissance se contentèrent des théories galéniques, quelque étranges qu'elles fussent. Au xviie siècle, Schneider fit faire un assez grand progrès à l'étude du fonctionnement des fosses nasales en montrant, comme nous l'avons noté dans un paragraphe précédent, que les sécrétions pituitaires étaient le fait de la membrane qui tapisse l'intérieur du nez. Mais cet auteur ne touche pas au mécanisme physiologique de l'odorat. Même quand il eût été amplement démontré que les méninges n'étaient point perforées au niveau de la lame criblée, de l'ethmoïde (Lower, etc.) et que le nerf olfactif était disposé tout autrement chez l'homme que chez certains mammifères, beaucoup, tel le grand Willis lui-même, continuèrent à admettre que ce nerf était creux et qu'il conduisait à l'intérieur des ventricules les particules odorantes qu'il était allé comme aspirer dans les fosses nasales, ce qui n'était pas changer beaucoup en somme les idées anciennes sur le mécanisme de

1. Parce que l'expiration empêche le sang veineux de revenir aux oreillettes du cœur.

l'olfaction. Duverney, qui a étudié si remarquablement, ainsi qu'on l'a vu plus haut, la structure de la membrane de Schneider, se contente de dire que, comme elle est très poreuse et très spongieuse, elle doit se laisser facilement traverser par les particules odorantes.

Avec Haller, les choses changent un peu d'aspect. Après avoir exposé, ce que l'on savait déjà depuis Galien, que le nez échauffe et humidifie l'air qui va au poumon, de telle sorte que la *seule respiration physiologique est la nasale*, il remarque que « la force des odeurs est grande, mais qu'elle est de peu de durée, parce que les particules odorantes, extrêmement fines, s'appliquent sur les nerfs olfactifs nus et fort près du cerveau. En conséquence, la force récréative des odeurs peut faire revenir si efficacement ceux qui se trouvent mal, ou qui ont été submergés et les particules acres déterminent un éternuement très violent ; l'odeur des médicaments purgatifs arrive à relâcher le ventre [1]. La cloison du nez et les cornets doivent être regardés comme le siège de l'odorat et c'est pourquoi ces mêmes cornets sont très développés chez les quadrupèdes qui ont ce sens très délicat ». Cet auteur met assez bien en relief ce fait que l'olfaction joue un rôle protecteur, en nous permettant d'éliminer des aliments nuisibles naturellement ou altérés par la putréfaction. Grâce à ce sens, les herbivores parviennent facilement à rejeter les herbes qui ne leur conviennent pas. Enfin, cet éminent physiologique a le premier donné une classification bien connue des odeurs qui, malgré ses lacunes, a frayé la voie et mérite de fixer l'attention [2].

Les idées de Le Cat sur le sens qui nous occupe tendent non seulement à établir une analogie étroite entre la gustation et l'olfaction, ce qui est exact, mais à les confondre presque entre elles.

Pour lui, « l'odorat paraît moins un sens particulier qu'une partie ou un supplément de celui du goût dont il est comme la sentinelle ; en un mot, l'odorat est le goût des odeurs et comme l'avant-goût des saveurs ». En effet, la muqueuse qui est le siège de l'olfaction se continuerait largement en arrière avec celle du gosier et de la bouche. Les vapeurs odorantes seraient des fluides

1. Les anciens connaissaient déjà beaucoup des réflexes nasaux qu'ils attribuaient à une sympathie viscérale. Leur étude fut poussée assez loin au XVIIIe siècle et dans la première partie du XIXe siècle, ainsi qu'on le verra plus loin.

2. Cette classification ne pouvant guère qu'être subjective, on voit par cela même ses imperfections. Zwaardemaker rendit un grand service en lui donnant quelque objectivité qui vaut mieux que les odeurs caprofiques, ambrosiaques et autres de Haller.

tout comme les liqueurs et les sucs qui impressionnent les parties
gustatives. Avec la chimie rudimentaire de l'époque, dans laquelle
le génie de Lavoisier n'avait pas encore fait régner l'ordre actuel,
Le Cat en est encore aux idées de particules âcres et salines dont
les iatrochimistes avaient fait un si grand emploi quelque temps
auparavant. « Le sel est toujours l'agent ou au moins l'instru-
ment de la sensation. Tous les sels indifféremment excitent les
odeurs (vapeurs sulfureuses, etc.), mais il faut pour cela qu'ils
soient volatiles. » Il s'étonne déjà, comme le fit bien plus tard
l'illustre physicien anglais Tyndall, de la divisibilité excessive
de la matière que démontre l'émission incessante des particules
odorantes par le corps odorant, sans que celui-ci perde apparemment de son poids. « Ces sortes de gaz plus légers que l'air
y restent par cela même facilement en équilibre, s'y répandent
au loin et pénètrent avec lui dans les fosses nasales du sujet qui
inspire ». Pas de classification des odeurs comme l'avait tenté son
contemporain Haller. Le Cat fait ressortir que le nez purifie,
humidifie et réchauffe l'air qui le traverse. mais cela était connu
depuis Galien.

III. Première moitié du XIXᵉ siècle. — Dans son Traité
sur l'ophrésiologie, Cloquet a bien résumé les connaissances
encore très élémentaires de ses contemporains sur l'odorat.

« Nous pouvons établir d'une manière générale que les fosses
nasales et la membrane pituitaire sont évidemment chez l'homme
et dans la plupart des animaux vertébrés les parties où l'odorat
a son siège. Qu'on intercepte en effet ce passage de l'air à travers les narines, et les odeurs ne sont plus perçues ; c'est ce qui
arrive lorsqu'on se presse le nez, qu'on cesse de respirer, lorsqu'un polype ou un corps étranger remplit les fosses nasales. De
La Hire, le fils, a connu un homme qui s'empêchait de sentir les
mauvaises odeurs en remontant le voile du palais de manière à
fermer la communication du nez à la bouche et à respirer par
cette dernière voie. Lower ayant fait dans un chien une ouverture à la trachée-artère, en sorte que l'inspiration ne se fit point
à la manière accoutumée, obtint un effet analogue.

« D'ailleurs, plus les fosses nasales sont grandes, plus l'odorat semble développé ; nous en avons la preuve dans les
animaux. Blumenbach a donné la figure du crâne d'un chef
indien de l'Amérique boréale, d'environ quarante ans, remarquable pour la finesse de son odorat et qui mourut à Philadel-
phie à l'âge de quarante ans ; ses fosses nasales sont très vastes,
leurs cornets moyens sont enflés en bulles et contiennent de vrais

sinus [1]. Il en est de même des fosses nasales des Éthiopiens :
l'on sait combien ces peuples ont l'odorat parfait [2].

« Il n'y a nul doute que l'olfaction existe chez tous les animaux qui respirent l'air, quoiqu'on ne puisse pas également bien
en démontrer le siège chez tous. Mais tout animal qui respire
l'eau est privé de l'odorat [3], de même que celui qui doit habiter à
de grandes profondeurs et dans l'obscurité parfaite n'a point
d'yeux ; car, ainsi que l'a établi Duméril [1], le milieu dans lequel
les animaux sont forcés de vivre modifie tout à fait leurs organes.

« Chez l'homme et chez les animaux les plus voisins de lui,
l'organe de l'odorat se compose évidemment de deux parties
bien distinctes : l'une qui n'est qu'accessoire, qui donne plus de
perfection au sens lui-même, sans le constituer essentiellement ;
l'autre qui est le siège spécial de la sensation, qui reçoit l'action
des molécules odorantes et la transmet au cerveau. Les fosses
nasales et leurs annexes constituent la première ; le nerf olfactif
forme à lui seul la seconde. Je vais donner de ces organes une
description aussi exacte que possible, ce qui est rendu plus facile
par les nombreux ouvrages qui ont été publiés sur cette matière
avant et depuis Conrad Schneider.

Voici comment s'opérerait, d'après Cloquet, le mécanisme de
l'olfaction :

« L'air chargé des émanations des corps odorants est porté
naturellement vers les fosses nasales par l'inspiration, et plus
il passe d'air par le nez, et plus la sensation est prononcée.
Aussi, quand une odeur nous plaît, nous faisons des inspirations
courtes et fréquentes, en même temps que nous fermons la
bouche, afin que tout l'air qui entre dans la poitrine traverse
les narines ; et, pour lui offrir une voie plus facile, nous faisons
agir les muscles dilatateurs des ailes du nez. Au contraire, vou-
lons-nous éviter une odeur désagréable, nous fermons le nez et
ouvrons la bouche.

« Une fois parvenues dans les fosses nasales, les particules
odorantes s'y répandent et en remplissent toute l'étendue, avec
d'autant plus de facilité qu'elles ont traversé une ouverture plus
étroite pour entrer dans une cavité plus spacieuse, circonstance

1. Ceci est surtout vrai pour le cornet moyen

2. Ces peuples barbares ont besoin de l'odorat tout comme les animaux
carnivores et les herbivores pour les besoins habituels de la vie : ce sens
n'a donc pas occasion de s'atrophier comme chez les races civilisées.

3. Cuvier a bien fait ressortir ce fait intéressant dans ses leçons d'anatomie comparée parues au commencement du xix° siècle.

1. Duméril se rencontrait ainsi avec Lamarck son contemporain.

qui doit ralentir leurs mouvements et les maintenir plus long-temps en contact avec la membrane pituitaire. Alors elles se combinent avec le mucus, elles agissent sur les nerfs olfactifs, qui transmettent au cerveau l'impression qu'ils en reçoivent, sans qu'elles-mêmes parviennent jusqu'à lui, comme le préten-daient les anciens.

« Des expériences de Dupuytren semblent prouver que les sensations du goût et de l'odorat peuvent avoir leur source dans l'intérieur même des organes, sans cause extérieure.

« En injectant du lait dans les veines d'un chien, il a vu l'animal exécuter les mouvements qu'il aurait exécutés si le fluide savou-reux eût été en contact avec sa langue; un liquide odorant[1] injecté de la même manière a produit un effet encore plus remar-quable : le chien ouvrait les narines, élevait la tête et cherchait au dehors la source de l'odeur qu'il ressentait. »

Cloquet consacre un paragraphe intéressant de sa monogra-phie à la physiologie comparée de l'odorat.

« Beaucoup de faits, d'après M. le professeur Duméril (*Mémoire sur l'odorat des insectes*) en prouvent l'existence chez ces ani-maux : C'est par le milieu même dans lequel ils vivent qu'ils sont avertis de la présence des corps qui doivent leur servir de nour-riture. L'air, en se chargeant des émanations odorantes qui s'en dégagent continuellement, va porter sur leurs organes toutes les molécules qu'il tient dissoutes, et devient ainsi le guide invi-sible de l'animal qui cherche à subvenir à ses besoins... Jusqu'au XVII siècle, on s'était étonné de voir tout d'un coup des myriades d'insectes dans les cadavres des animaux, et on les regardait comme le produit de la corruption. Rédi, le premier, fit revenir de cette erreur; il prouva que les vers étaient déposés par les mouches qu'attirait l'odeur. Les bousiers, les sphérides, les escarbots, etc. arrivent de toutes parts sur le résidu des aliments soumis à la digestion, les nécrophores, les dermestes, les sylphes, les ptines, etc., attaquent et détruisent les cadavres.

« L'art de conserver les pelleteries est fondé d'ailleurs sur la connaissance que nous avons des odeurs que redoutent les teignes et les larves des œstres. Ne sait-on pas aussi que le moyen de faire entrer dans une ruche un essaim qui s'est envolé, c'est de la frotter avec des feuilles de mélisse ?

« Pendant les chaleurs de l'été, on voit les taons (tabanus bovi-nus, T. morio, T. scutiens, etc.) se précipiter sur les chevaux et

---

1. Dans ce cas, il y a peut-être exsudation de parties odorantes au niveau de la zone olfactive.

les bestiaux ou sur les ulcères qu'on laisse à découvert. C'est à tort qu'on a avancé que chez les insectes, la vue pouvait produire cet effet. Souvent les papillons mâles s'obstinent à voltiger autour d'une boîte fermée, dans laquelle est une de leurs femelles qu'ils ne peuvent voir. Dès qu'une fleur est éclose, ne voit-on pas les guêpes, les cétoines, et toute la famille des insectes anthropophiles arriver vers elle en grand nombre? Ici la vue n'est pour rien. Ils se portent de même sur les barils de miel fermés et placés au fond des caves. Quelques fleurs ont une odeur cadavéreuse très marquée : telles sont celles de *l'arum dracunculus*, de la *spatla variegata* du Cap de Bonne-Espérance, et, lors de leur épanouissement, les insectes qui ne vivent habituellement que dans les charognes, y accourent en foule.

« Duméril dit que souvent des sylphes, des mouches carnivores, des escarbots y avaient déposé leurs œufs. Il est clair, ajoute-t-il, qu'ainsi l'insecte a été trompé par le sens de l'odorat. »

Comme Lecat et plusieurs autres, Cloquet conclut à l'étroite parenté fonctionnelle entre le goût et l'odorat.

« L'olfaction et la gustation paraissent deux sens destinés spécialement à la nutrition ; mais l'odeur des aliments nous frappe avant que nous mangions ou que nous buvions, et cette odeur ajoute même beaucoup aux sensations que nous éprouvons. En un mot, comme l'a dit Rousseau, le sens de l'odorat est au goût ce que celui de la vue est au toucher; il le prévient, il l'avertit de la manière dont telle ou telle substance doit l'affecter et disposer à la recherche du point de départ de la sensation qu'il perçoit. »

Dans son article du *Dictionnaire des sciences médicales* en 60 volumes consacré à l'olfaction, Cloquet a plus développé que dans sa précédente monographie certains points, notamment *l'importance biologique de l'odorat pour la protection de l'organisme.*

Il insiste sur l'analogie que présente l'olfaction et la gustation avec le tact. « Le goût et l'odorat, en effet, tiennent de plus près au toucher que les deux autres sens; ils semblent même n'être que des touchers plus exaltés, qui perçoivent jusqu'aux petites différences des molécules des corps dissoutes dans les liquides ou dans l'atmosphère [1]. Leurs organes sont, au fond, presque les mêmes que ceux qui servent au toucher général et n'en diffèrent que par une modification particulière

---

1. Les physiologistes de cette période ignoraient encore que les particules odorantes non dissoutes dans le mucus nasal n'impressionnent pas les extrémités du nerf olfactif.

de la portion nerveuse et plus de finesse et de mollesse dans le reste. Ils sont véritablement des espèces de prolongement de la peau qui paraissent être excités par une sorte d'action chimique, tandis que les organes de la vision et de l'audition rentrent en quelque manière, dans la classe des *instruments de physique*. Les uns apprécient dans les corps l'influence de la lumière et du *mouvement moléculaire*, les autres la dissolubilité de ces mêmes corps dans l'air ou dans les liquides [1]. » L'auteur se rend déjà parfaitement compte de l'*influence modelante du milieu sur l'organisme* dans la formation de nos organes. « L'odorat, comme tous les autres sens, a pour but d'assurer le commerce continuel de l'être qui en est doué avec les corps extérieurs au milieu desquels il existe. *Il appartient donc à ces corps autant qu'à l'animal lui-même*, et les lois qui règlent son exercice doivent être étudiées dans les objets de la nature d'une part et dans les faits de l'animalité de l'autre. » Beau programme qui ne commence à se vérifier que pour l'œil et l'oreille, mais qui reste encore bien indéterminé pour l'odorat et le goût à fonctionnement encore si obscur. Mais il était intéressant néanmoins d'avoir posé le problème à solutionner.

Esprit curieux, l'écrivain a consacré un paragraphe des plus intéressants à la physiologie comparée de l'odorat. Nous ne reviendrons pas sur ce qu'il dit de l'olfaction des invertébrés, parce qu'il avait déjà indiqué, dans son Ophrésiologie, les recherches de Duméril à ce sujet ; mais il étend ici bien davantage les renseignements qu'il avait précédemment donnés sur ce sens chez les vertébrés. « La plupart des quadrupèdes (mammifères) l'ont si parfait, qu'ils sentent à de plus grandes distances qu'ils ne voient, et non seulement ils sont avertis ainsi de très loin des corps présents et actuels, mais encore ils en reconnaissent les émanations et les traces longtemps après qu'ils sont passés et absents. Aussi Buffon regarde-t-il chez eux ce sens comme un œil qui voit les objets non seulement où ils sont, mais même partout où ils ont été, comme un organe du goût par lequel l'animal savoure non seulement ce qu'il peut toucher et saisir, mais même ce qui est éloigné et ce qu'il ne peut atteindre, et il en fait un organe universel de sentiment par lequel ce même animal est le plus souvent et le plus tôt averti, par lequel il agit et se détermine, par lequel il

---

1. Comme les corpuscules sensoriels du tact, ceux du goût et de l'odorat paraissent en effet être mis en branle par des effets moléculaires choc ici ou action irritante chimique là.

reconnaît ce qui est convenable ou contraire à sa nature. Les chasseurs n'ignorent point que pour surprendre les sangliers, il faut se placer au-dessus du vent, afin de dérober à leur odorat les émanations qui les frappent de loin et toujours assez vivement pour leur faire brusquement rebrousser chemin. Le loup a souvent le nez averti alors même qu'il ne peut encore voir. L'odeur du carnage l'attire de plus d'une lieue. Il sent aussi de fort loin les animaux vivants. On en a vu après les combats accourir sur le champ de bataille et déterrer les cadavres. L'ours, le cheval sont également remarquables sous ce rapport ; mais c'est surtout le chien [1]. On sait la sagacité avec laquelle « il délie les nœuds du fil tortueux qui peut le mettre sur la voie du gibier qu'il poursuit, il semble voir grâce à l'odorat tous les détours du labyrinthe où le cerf aux abois a voulu l'égarer ». Un chien peut reconnaître la trace d'un lièvre trois ou quatre heures après le passage de celui-ci (Valescus de Tarente). Enfin les exemples de chiens qui ont été retrouver leur maître à des distances prodigieuses et qui même pour cela ont traversé des rivières ne sont nullement rares.

« Il paraît que la plupart des quadrupèdes (mammifères) ont l'odorat plus vif, plus étendu que celui des oiseaux, car quoi qu'on dise de l'odorat du corbeau et du vautour il est fort inférieur à celui du chien, du renard. » Cloquet rappelle que, si ce sens est encore assez bien développé chez les rapaces [2], il serait assez obtus chez les gallinacés et les passereaux, comme le démontreraient les recherches de Scarpa. Cet observateur aurait montré par contre que les échassiers et surtout les palmipèdes sont assez bien doués à cet égard. « En effet, les anciens donnaient à l'oie un odorat aussi délicat que celui du chien et Élien dit que le philosophe Lycade avait une oie qui le suivait à la piste comme l'aurait fait un chien. M. de Humbold rapporte qu'au Pérou quand on veut prendre les condors, on tue une vache ou un cheval et en peu de temps l'odeur de l'animal mort attire ces oiseaux, en sorte qu'on en voit paraître un grand nombre dans des endroits où l'on croyait à peine qu'il en existât [3]. Un com-

---

1. Ici, en effet, l'éducation et la sélection ont renforcé chez le chien de chasse le sens de l'odorat déjà si remarquable chez « ses cousins », le loup et le renard. Les autres variétés de la race canine sont, comme on le sait, moins douées à cet égard.

2. A cause de son fonctionnement intensif pour procurer à l'oiseau sa nourriture.

3. Les observateurs récents attribuent plutôt l'attirance à la vue ; en effet, le condor a des yeux excellents et il plane très haut, souvent à

mentateur d'Aristote, cité par Ange Politien, assure que les Grecs ayant livré une bataille, une troupe de vautours affamés arrivèrent de 166 lieues le lendemain pour faire la curée. » L'imagination des anciens s'était donné pleine carrière sur le sujet et Cloquet ajoute en se moquant un peu : « D'autres écrivains et Pline entre autres, ont été encore plus hardis ; ils affirment que les vautours et les corbeaux ont l'odorat si fin qu'ils devinent trois jours à l'avance [1] la mort d'un homme vivant, et que, pour ne point manquer leur proie, ils arrivent la veille. Ce préjugé, comme on le voit, date de loin. »

Les reptiles seraient bien doués évidemment aussi du côté du sens de l'odorat. Les serpents, dit-on, « craignent l'odeur de la rue ». Et à ce sujet, l'auteur cite l'opinion du voyageur Jacques sur l'aristoloche dont l'odeur indispose les serpents à sonnettes et les empêcherait dans nos colonies d'approcher des habitations.

« Les émanations d'un grand nombre de corps attirent les poissons ; on en trouve des exemples dans les appâts usités pour la pêche ». Scarpa aurait constaté des faits semblables chez les batraciens.

Cloquet insiste sur les rapports étroits qui existeraient entre *l'odorat et le mode de fonctionnement des organes digestifs*. Non seulement celui-ci exercerait sur ces derniers un rôle protecteur en permettant d'éliminer les aliments en voie de putréfaction, mais il existerait une relation étroite entre leur activité physiologique. Comme les *réflexes* n'étaient pas encore élucidés dans leur mécanisme, mais que ces relations fonctionnelles l'étaient parfaitement, l'auteur se tire d'affaire en évoquant la vieille théorie des synergies existant entre certaines parties de l'organisme parfois très éloignées les unes des autres. « Nous trouverons encore une preuve de notre assertion dans un fait qui est connu de tout le monde. c'est cette espèce de sympathie singulière qui existe entre le sens de l'odorat et le canal intestinal. Ainsi certaines émanations désagréables soulèvent l'estomac et peuvent même quelquefois occasionner le vomissement, tandis que les bons aliments nous plaisent presque tous par l'odeur [2]. » Cependant, dit-il, ce rôle

quelques milliers de mètres d'altitude, si haut qu'il passe inaperçu. Or en voyant une proie, ces oiseaux paraissent mutuellement s'avertir.

1. Les chiens cependant devinent qu'un homme de leur entourage est gravement malade ou même sur le point de mourir. Ils gémissent dans la chambre du moribond, comme on le sait.

2. L'influence du goût sur l'estomac est encore plus marquée, et amène rapidement quand la sensation est agréable une hypersécrétion très active d'excellent suc gastrique (Richet).

providentiel en quelque sorte de l'olfaction ne serait pas absolu. Le sucre et les féculents n'auraient pas d'odeur ; d'autres aliments très sains et très nourrissants tels que le fruit de l'arbre à pain en auraient une stercorale. Le fruit de l'avocatier, qui donne une crème si délicieuse dans les Indes orientales, aurait un parfum alliacé ; et qu'y aurait-il de plus repoussant que le parfum de certains fromages ? Par contre certaines amandes, d'odeur attirante, sont vénéneuses par l'acide prussique qu'elles contiennent. Néanmoins l'olfaction n'en aurait pas moins en général ces effets salutaires signalés plus haut. Ceci se verrait bien pour les troupeaux de moutons ou de vaches qui paissent dans les Alpes. Haller aurait remarqué que jamais ils ne mangent les herbes vénéneuses. « Pendant la conquête du Nouveau Monde les Espagnols ne voulaient faire usage des fruits qui s'offraient à eux que quand leurs chevaux y avaient goûté. » C'est qu'en effet, chez l'homme, l'instinct est comme émoussé, dit l'auteur, par l'exercice de l'intelligence qui détourne le tourbillon de ses idées des sensations élémentaires fournies par le jeu des sens [1].

Certains auteurs avaient soutenu que l'odorat comme le goût étaient si liés à la nutrition, que leur seul fonctionnement avait une action tonifiante sur l'organisme. « Bacon parle d'un homme qui trouvait la force de jeûner pendant quatre à cinq jours en respirant l'odeur de l'ail et des herbes aromatiques [2]. On assure que Démocrite prolongea sa vie quelque temps en se nourrissant de la vapeur du pain chaud. Oribaze a cité l'exemple d'un philosophe auquel l'odeur du miel suffisait pendant quelque temps. Il serait facile d'accumuler de semblables exemples tous plus absurdes et ridicules les uns que les autres. » Jugement un peu sommaire, car Cloquet ne tient pas compte de l'effet tout-puissant de la suggestion mentale chez certains névropathes plus ou moins hystériques. Le fait était vrai, c'est son explication qui était fautive, le phénomène ne nous étant devenu intelligible que depuis les travaux de l'école de la Salpêtrière et surtout de l'école de Nancy. L'auteur semble avoir entrevu, du reste, qu'ici un autre facteur que l'olfaction devait être en jeu et parlant de ces allégations qu'il qualifie si sévèrement, il écrit : « Même en les supposant vraies on ne saurait admettre l'influence de l'odorat seulement. » Esprit cultivé, fin littérateur comme la plupart des médecins de cette époque, l'écrivain se demande si *l'odorat a une*

---

1. Et aussi parce que l'homme domestiqué exerce moins ses sens dans une direction déterminée, d'où atrophie fonctionnelle par manque d'usage ; c'est l'exercice répété qui fait la fonction et la fonction qui fait l'organe.

2. Comme on le voit, Succi et Merlati avaient déjà des émules.

influence réelle sur l'imagination et par suite sur l'art d'écrire.
Actuellement on répondrait par l'affirmative, car on sait quelle
action a sur tel ou tel écrivain l'exercice prépondérant d'un
sens. Chez Victor Hugo, chez Gautier c'est la vue, chez Lamartine
l'ouïe (la musique et le rythme). Brunetière a remarqué assez
finement que le rôle du célèbre auteur des *Fleurs du mal*,
Baudelaire, était surtout d'avoir enrichi la littérature française
d'images tirées de l'odorat. Certains poètes voluptueux (particulièrement les Orientaux) insistent plus que d'autres sur le parfum
enivrant des fleurs. Cardan, Rousseau, Zimmermann avaient
déjà noté le rôle intellectuel des odeurs. Cloquet n'approfondit
guère le problème de la synergie des divers processus cérébraux
entre eux, que nos écrivains symbolistes-décadents ont tenté
d'utiliser assez maladroitement du reste dans certaines pièces
de leur répertoire, en répandant dans la salle de spectacle des
parfums divers destinés à mettre le spectateur en humeur
agréable, à l'amener à concevoir certaines idées, etc. Notre
auteur s'en tire, il faut le dire, par des banalités qui ne font
qu'effleurer le sujet. « Bien certainement l'odorat est le sens des
appétits violents, les tyrans (carnivores) des animaux en sont la
preuve, mais chez l'homme il est celui des sensations (disposition
d'idées) douces et délicates, celui des tendres souvenirs; il est
encore celui que le poète de l'amour[1] a recommandé de chercher
à séduire dans l'objet d'une vive affection. Il en est sous ce rapport de l'odorat comme de toutes les autres sensations. On a, en
effet, judicieusement remarqué qu'il y avait un plaisir vif attaché
à tous les actes de la sensibilité animale. Tout ce qui met les
organes en mouvement procure une jouissance réelle, dit le
docteur Alibert. On a un attrait naturel pour les odeurs agréables
à peu près comme pour les sons mélodieux, les spectacles[2].
« Ce sens ne sert donc pas seulement à notre conservation
par ses liaisons avec le goût; mais, nous le répétons, il contribue encore au charme[3] de notre existence. »

Cloquet signale le rôle de défense qu'exerce la puanteur chez
certains animaux en danger. C'est le cas du putois, de certains

1. Ovide dans l'art d'aimer.
2. Toute activité sensorielle motrice est agréable quand les organes se
sont reposés. Le corps a besoin d'exercice même sans utilité directe, de là
l'attrait du jeu.
3. Les Grecs et les Romains à leur imitation jonchaient de fleurs le sol
de leurs salles de festin. Nous mettons maintenant celles-ci sur nos tables
dans les dîners de cérémonie où, si elles récréent la vue, elles charment
non moins l'odorat de leurs parfums capiteux.

insectes tels que les coccinelles, la chrysomèle du peuplier. Ces
mauvaises odeurs sont engendrées par des liquides sécrétés, dit-
il, dans des glandes spéciales. D'autres fois, un parfum spécial sert
à attirer les uns vers les autres les mâles et les femelles exerçant
ainsi un rôle génésique incontestable.

Les odeurs pourraient du reste être *utilisées en médecine*, et
à ce sujet, Cloquet cite l'odeur sui generis des déjections
alvines de la diarrhée infantile. L'embarras gastrique, les fièvres
éruptives, la gangrène et le cancer surtout détermineraient des
puanteurs bien connues des praticiens. Suivant lui, bien des
accoucheurs dépisteraient la fièvre puerpérale au début à l'odeur
fade qu'elle provoque dans les parties génitales des malades. Chez
les phtisiques au troisième degré, les selles répandraient souvent
une puanteur cadavéreuse. La pourriture ou l'infection septicé-
mique des plaies auraient aussi leur odeur que le chirurgien
exercé ne méconnaît pas. Tout ceci est exact, mais comme la sensation olfactive est ici des plus confuses, que le quotient person-
nel joue un rôle très important, l'utilisation de ces données n'a
pas été, reconnaissons-le, des plus faciles ni des plus certaines.

L'odorat développé pourrait permettre, ajoute l'écrivain,
certains *pronostics météorologiques* aussi certains que ceux que
portent de nos jours le vieux ou le jeune major. Woodwart, dit-
il, parle d'une femme qui prédisait les orages plusieurs heures
d'avance par une odeur sulfureuse qu'elle reconnaissait alors
dans l'air. Il y aurait des nations entières qui se distinguent les
unes des autres par ce moyen, reprend Cloquet, et ce fait est
vrai, témoin l'odeur spéciale du nègre, du Chinois, qui soutient
à son tour que le blanc répand une odeur cadavéreuse. L'écrivain va plus loin encore.

« Le Cat signale, d'après Digby, l'histoire d'un jeune enfant
qui, élevé au fond des forêts, en temps de guerre reconnaissait
l'odeur des ennemis et pouvait avertir ses parents de leur
approche. Le *Journal des savants* de 1684 aurait cité, dans le
même ordre d'idées, le fait d'un religieux de Prague qui à
l'odorat distinguait une vierge de la femme qui avait eu des
rapports sexuels [1]. »

La dépression nerveuse déterminée par certaines odeurs chez
les névropathes est connue depuis longtemps. Cloquet en signale
de curieux exemples. Il les attribue le plus souvent à des *asso-*

---

1. Ceux-ci, chez les animaux, semblent exagérer certaines sécrétions
odorantes, mais l'on n'est pas sûr que la suractivité des organes génitaux
en dehors de tout rapport ne puisse pas chez certaines femelles arriver au
même résultat. Ici encore probabilité, mais non certitude.

ciations d'idées. Ainsi, si on administre à certains enfants des purgatifs ou du miel, ils ne peuvent plus souffrir cette substance sucrée par le souvenir des tourments qu'ils ont soufferts du côté des intestins. « Je connais un naturaliste distingué qui dans son enfance avait cueilli une branche d'aubépine fleurie en allant visiter des gibets ; depuis cette époque l'odeur de l'aubépine lui rappelle toujours l'idée de cadavres,.... Un secrétaire de François Ier avait une grande aversion pour l'odeur des pommes ; il se levait de table quand il sentait ce fruit, et s'il cherchait à vaincre cette répugnance, il éprouvait une épistaxis abondante. » Ces hémorragies nasales auraient été maintes fois produites par l'odeur des roses (Marc). Parfois ces antipathies seraient héréditaires. Ainsi, dans son *De aversione casei*, Schook aurait cité le cas d'une famille dont les nombreux membres ne pouvaient supporter l'odeur du fromage. Du reste, l'accoutumance aurait ici encore ses effets habituels ; le Tartare flairerait avec délice « un quartier puant de cheval pourri ». La continuité et l'excès de la sensation odorante émousseraient, bien entendu, comme cela a lieu pour les autres sensations, rapidement l'odorat. « On sait que le célèbre maréchal de Richelieu avait fait un tel abus des parfums sous toutes les formes qu'il ne s'apercevait plus de leur action et qu'il vivait habituellement dans une atmosphère si embaumée, qu'elle faisait trouver mal ceux qui entraient chez lui [1]. »

Cloquet insistent sur les conditions de l'odorat ; il rappelle qu'il faut un courant d'air dans les fosses nasales pour permettre l'apport des particules odorantes. S'il y a pour une cause quelconque obstruction de la respiration nasale, pas d'olfaction. Galien, dit-il, avait déjà remarqué que, si on met des parfums sur le plancher des fosses nasales sans inspirer, ceux-ci ne sont pas perçus. Toutes les parties de la cavité du nez ne seraient pas propres à l'odorat. Deschamp fils, dit l'auteur, ayant obstrué l'orifice nasal de l'antre frontal, et poussé dans ce sinus des vapeurs camphrées à travers une fistule cutanée, le malade ne perçut d'odeurs que quand le canal excréteur eût été débouché. Richerand, ayant injecté des liqueurs odorantes dans l'antre d'Highmore fistulisé, ne vit se produire aucune sensation olfactive. Tous ces faits seraient, dit l'auteur, en faveur de l'opinion de Scarpa qui limitait la zône de perception des odeurs à la *partie la plus supérieure des fosses nasales*, sur la cloison et le

1. La femme qui semble avoir l'odorat moins fin que l'homme se parfume par là même souvent avec trop d'insistance.

cornet supérieur, là où l'on constaterait l'expansion membraniforme formée par les extrémités du nerf olfactif, expansion dont le grand anatomiste et chirurgien italien avait reconnu l'existence chez les poissons cartilagineux (voir le paragraphe que nous avons consacré aux nerfs olfactifs).

Le rôle de la première paire des nerfs crâniens dans l'odorat, admis du reste universellement depuis de longs siècles, paraît à Cloquet des plus évidents ; car sa destruction entraînerait une anosmie complète, comme dans l'observation de Loder[1] où ce nerf avait été détruit par une tumeur squirrheuse dans l'intérieur du crâne. Deschamp fils aurait vu le même phénomène se produire sous l'influence de lésions tuberculeuses de voisinage, ayant lésé l'olfactif, la sensibilité générale étant conservée.

Cette sensibilité tactile est évidemment, dit l'écrivain, sous la dépendance des filets que le trijumeau donne aux fosses nasales. Elle ne serait pas la même dans tous les points, ainsi que le démontrerait l'exploration avec le stylet. Le contact de celui-ci produirait en avant des nausées, au milieu des fosses de la douleur avec écoulement sympathique des larmes, en arrière une gêne accompagnée de véritables nausées (Deschamp). On avait donc déjà, dès cette époque, constaté l'intensité et la fréquence des réflexes produits par l'irritation de la muqueuse nasale, et jusqu'à un certain point la dissemblance de ceux-ci suivant la topographie du point excité[2].

Dans le même *Dictionnaire des sciences médicales*, Rullier (article : nez p. 35) fait ressortir l'importance du mucus des fosses nasales pour l'humidification de l'air et pour le bon fonctionnement des sensibilités spécifique et générale de ces cavités. Les sinus et les cornets seraient plus spécialement destinés à sa sécrétion. Celle-ci serait nulle au niveau du vestibule recouvert d'épiderme. Les enfants, les lymphatiques, les sujets d'un tempérament pituiteux en produiraient davantage. Chez les adultes, mais principalement chez les sujets secs, nerveux, bilieux, l'abondance du mucus serait faible, parfois nulle. L'excitation de la muqueuse par l'air, les poussières, entretiendrait sa production qui s'exagérait beaucoup par le froid, les gaz irritants, etc.

La muqueuse du nez, très vaste à cause des anfractuosités de la paroi qu'elle tapisse, serait aussi destinée à échauffer et à humidifier l'air qui traverse le nez (Galien).

---

1. Observatio Tumoris scirrhosi in basi cranii reperta, 1769.
2. Voir Deschamp. Thèse de doctorat de la Faculté de Paris au xviiie s., p. 52.

Les fonctions phonatrices du nez, déjà esquissées dans l'Ophrésiologie de Cloquet, sont ici plutôt signalées que décrites par Rullier, mais celui-ci, par contre, a énuméré d'une façon assez complète les *sympathies que le nez peut avoir avec différentes parties de l'organisme*. Sous ce titre, il fait en réalité un exposé frappant par son exactitude et l'abondance de ses détails des différents réflexes de la région nasale.

L'auteur admet :

1° Des sympathies (réflexes) qui tiennent à l'exercice de la sensibilité olfactive de la membrane pituitaire. « Nous rapporterons à cet ordre de sympathies la *migraine* qui suit l'impression causée par beaucoup d'odeurs fortes, le *vomissement*, la *nausée*, le *ptyalisme*, qu'amène celle des odeurs fétides, la *syncope* qui résulte d'odeurs fragrantes ou même douces, mais qui répugnent à l'idiosyncrasie (au tempérament névropathique). C'est encore sympathiquement, mais par une action *diamétralement* opposée, que les excitations olfactives détruisent la céphalalgie, dissipent la migraine, rétablissent le mouvement du cœur, préviennent le vomissement, la diarrhée (nos réflexes inhibitoires). Les fonctions intellectuelles seraient parfois si excitées que Rousseau, dans l'*Émile* (t. I, p. 367), faisait de l'odorat le sens de l'imagination [1]. » Les odeurs exciteraient notablement le système génital (Cabanis, *Rapports du physique et du moral*, t. I, p. 221);

2° Sympathies du nez qui tiennent à l'exercice de la sensibilité générale de la muqueuse nasale. — Rullier rappelle que la respiration d'éther et de vinaigre prévient souvent la syncope chez les personnes qui vont se trouver mal, comme le démontre l'usage populaire bien connu. La sécrétion des larmes se trouve alors exagérée;

3° Sympathies exerçant leur influence sur le nez et tenant à l'action d'organes à distance. — L'auteur cite le prurit nasal tenant à l'action des vers sur l'intestin, l'action congestionnante du froid sur les pieds, les troubles nasaux amenés par les menstrues, etc.

Idées de Magendie sur le siège de l'olfaction. — L'odorat, au début du xixe siècle, paraissait bien connu dans ses particularités principales [2], quand les expériences de Magendie vinrent mettre en question le nerf même auquel on assignait

---

1. Tissot, dans son Traité célèbre des maladies des gens de lettres, a assuré que les mauvaises odeurs éteignent le génie et abattent l'âme.

2. Fliess est revenu, comme on le sait, avec succès sur le sujet qui, comme on le voit, est loin d'être nouveau.

cette sensibilité spéciale. Cet illustre physiologiste, auquel on doit de si beaux travaux sur les fonctions de la moelle, renouvelant l'erreur de Diemerbroeck et de Mery [1], crut avoir expérimentalement démontré que les nerfs olfactifs n'étaient nullement préposés à l'odorat par les quatre arguments suivants :

1° La section de la 5ᵉ paire rend l'animal insensible aux odeurs les plus fortes ;

2° la section de la 1ʳᵉ paire n'empêche pas l'animal de réconnaitre ces odeurs fortes et de les éviter ;

3° la destruction morbide de la 1ʳᵉ paire peut coexister avec la conservation de l'odorat (cas de Bérard) ;

4° la destruction morbide du trijumeau s'accompagne au côntraire de perte de l'odorat (cas de Serre).

Ces idées ont eu un tel retentissement qu'il est utile, croyons-nous, de citer intégralement une partie du Mémoire [2] où elles sont contenues.

« Demander si le nerf olfactif est le nerf de l'odorat, n'est-ce pas s'exposer à faire rire à ses dépens ? J'avoue que le mois dernier encore, si la question m'avait été posée, je n'aurais pas balancé à répondre pour l'affirmative.

« Quoi qu'il en soit, voulant cette année démontrer dans mes séances de physiologie expérimentale les diverses propriétés du système nerveux, je commençai par chercher à prouver directement que le nerf olfactif était l'agent de l'odorat, tentative qui, à ma connaissance, n'avait point encore été faite.

« Ma première expérience fut de mettre à découvert, sur un chien d'un an, les nerfs olfactifs. J'étais curieux de voir si le contact direct d'un corps très odorant les rendrait sensibles ; je plaçai quelques gouttes d'ammoniaque sur le nerf, l'animal ne parut pas d'abord s'en apercevoir, mais bientôt il donna des preuves d'une vive sensation. Je m'aperçus dans ce moment que le liquide avait coulé sur les parties latérales du nerf et avait gagné la face supérieure, et par conséquent la fosse ethmoïdale. Je crus alors que le liquide avait agi sur la partie médullaire du nerf qui, comme on sait, repose sur la lame criblée de l'ethmoïde,

1. Non seulement ils refusaient de voir dans la 1ʳᵉ paire de véritables nerfs, mais ils ne voulaient pas non plus qu'ils fussent le siège du sens de l'olfaction qu'ils attribuaient à la 5ᵉ paire. Mery disait avoir rencontré sur trois ou quatre cadavres des nerfs olfactifs dégénérés (calleux) proches du cerveau et qui cependant n'avaient pas été accompagnés pendant la vie de perte de l'odorat.

2. Le nerf olfactif est-il le nerf de l'odorat? Expériences sur cette question (*Journ. de physiol.*, t. IV, 1824, p. 169).

— 51 —

et que, si la substance grise supérieure n'était point sensible, la substance blanche inférieure était douée de cette propriété.

« Je détruisis alors entièrement les nerfs olfactifs, bien persuadé d'abolir complètement l'odorat. Quelle fut ma surprise de trouver le lendemain l'anima sensible aux odeurs fortes que je lui présentais (l'ammoniaque, etc.)! La sensibilité de l'intérieur de la cavité nasale n'avait rien perdu de son énergie; l'introduction d'un stylet avait le même résultat que sur un chien intact. Ce phénomène étrange me rappela un fait auquel j'avais donné peu d'attention; il s'agit d'un canard auquel j'avais enlevé les hémisphères cérébraux, et qui survécut huit jours en présentant entre autres singularités la conservation de l'odorat pour les odeurs fortes.

« Pour bien m'assurer du fait, je détruisis sur plusieurs autres animaux les nerfs olfactifs, et les résultats furent exactement semblables; mais je fis en outre la remarque importante que la sensibilité que j'avais observée à la face inférieure du nerf olfactif, n'existait que le long du bord extérieur de la lame criblée de l'ethmoïde et je fus ainsi conduit à penser qu'elle pouvait appartenir, non au nerf de l'odorat, mais au filet du nerf ophtalmique, qui passe de l'orbite dans le nez par une fente de la lame criblée.

« Cet indice me mit sur la voie de soupçonner que les branches que la cinquième paire envoie dans les fosses nasales étaient les organes par lesquels la sensibilité olfactive se maintenait après la destruction des nerfs de la première paire. Elles offrent ensemble cette disposition qu'elles se distribuent à toutes les parties de la pituitaire.

« Je pensai à couper les nerfs de la cinquième paire et je tentai la section sur quelques lapins, et je la tentai chez de jeunes chiens, chats, cochons d'Inde; je pus ainsi m'assurer qu'une fois les nerfs bien coupés, toutes les traces de l'action des odeurs fortes disparaissaient.

« Il résulte, ce me semble, de cette expérience, contre-épreuve de la précédente, que l'odorat relativement aux odeurs fortes, est exercé par les branches de la cinquième paire, et que la première paire de nerfs ne partage pas cette fonction avec la cinquième.

« Ici se présente une objection[1] et on pourrait dire que les odeurs employées sont très actives, qu'elles ont une action chimique sur la pituitaire, comme elles en ont une sur la conjonc-

---

1. Magendie voit donc quel est l'argument que ses adversaires avaient le droit de lui opposer, celui de confondre irritation avec odeur.

tive. Ne serait-il pas possible, pourrait-on ajouter, qu'en détruisant le tact de la membrane du nez, vous enlevassiez à cette membrane la propriété de reconnaître non les odeurs proprement dites, mais la faculté de sentir l'impression des vapeurs piquantes et caustiques ?

« Pour résoudre la difficulté expérimentalement, j'ai détruit en les broyant les nerfs olfactifs d'un chien braque, et j'ai reconnu, comme dans mes précédents essais, qu'il distinguait aisément les odeurs fortes. L'animal a toujours défait le papier[1] renfermant des morceaux de viande et s'est emparé des aliments.

« Mais je ne regarde pas cette tentative comme suffisamment probante car, dans d'autres circonstances, il m'a paru manquer d'odorat pour trouver les aliments que je mettais près de lui à son insu.

« En supposant ce dernier résultat exact, il ne prouverait pas non plus que la cinquième paire n'est pas l'agent de l'odorat, car le désordre nécessaire pour détruire les nerfs olfactifs produit nécessairement de l'inflammation dans la cavité nasale et peut ainsi nuire à l'odorat. »

A ces preuves tirées de la vivisection, Magendie pensait en ajouter d'autres empruntés à la clinique. Il rappelait que Bérard, ayant eu pendant son internat l'occasion de faire l'autopsie d'un homme chez lequel une tumeur fongueuse avait détruit les nerfs olfactifs en même temps que la partie supérieure des fosses nasales, s'empressa de rechercher ce qu'avait été l'odorat en interrogeant les malades de la salle où se trouvait le sujet avant sa mort. Ceux-ci lui répondirent qu'avant son décès il prenait du tabac avec plaisir, qu'il paraissait en distinguer les différentes qualités, qu'il était affecté désagréablement par l'odeur de la suppuration d'un abcès par congestion, dont un voisin de lit était atteint. D'autre part, un individu observé dans le service de Serres à la Pitié, qui était atteint d'une dégénérescence du trijumeau, aurait présenté une diminution de l'odorat.

Dans le *Dictionnaire de médecine en 40 volumes*, Bérard s'efforça de démontrer néanmoins, malgré le faisceau des apparentes preuves réunies par Magendie, que l'opinion de ce dernier était erronée. Il soumit les expériences de l'éminent physiologiste à une critique sévère et leur fit les reproches suivants : Il aurait employé comme odeurs fortes des substances chimiques telles que

---

1. Tous les chiens le font, même ceux devenus anosmiques par lésions inflammatoires profondes de la pituitaire. Ce qui les fait agir ici, c'est la curiosité ou l'envie de jouer avec le papier si ce sont de jeunes animaux.

l'ammoniaque, le chlore qui irritent manifestement la muqueuse nasale. Or, si la section de l'olfactif a fait perdre à cette dernière sa sensibilité spécifique, sa sensibilité générale lui est conservée par l'intégrité du trijumeau. La permanence de l'odorat chez le malade dont il avait publié lui-même l'observation pendant qu'il était interne ne prouve pas grand'chose, dit-il ; car les renseignements avaient été pris post mortem et donnés par des malades d'hôpital peu accoutumés à ce genre de recherches. « Je suis persuadé, ajoute-t-il, que ces renseignements étaient fautifs », car ce fait serait, dit-il encore, contredit par d'autres observations en assez grand nombre. Au cas de Lodder, il ajoute celui assez semblable d'Oppert (De vitiis nervorum organicis. Berolini, 1815), celui de Vidal se rapportant à une femme qui avait abandonné l'usage du tabac parce qu'elle n'en percevait plus l'odeur ; or, à l'autopsie de cette malade on constata que les nerfs olfactifs étaient détruits (*Arch. gén. de méd.*, t. XXVI, p. 116), celle de Hare, où une carie avait lésé le coronal et la lame criblée ; or, il n'y avait plus d'odorat. Bonnet (Sepulchetum, lib. I, sect. X, observ. IV), Baillou (Opera omnia, t. III, p. 525, Genève, 1772) auraient mentionné des faits analogues. Quand les nerfs olfactifs manquent congénitalement comme dans le cas de Rosenmüller (De defectu nervi olfactici, Lipsiæ, 1817), de Cerutti (Beschreibung der Path., 1819, Leipzig) et celui signalé dans la thèse de Pressat (Paris, 1837) l'anosmie était complète. Bérard cherche un argument de plus dans l'anatomie comparée. Il note, d'après Haller et Blumenbach, que les animaux qui ont un excellent odorat ont des nerfs olfactifs et une lame criblée ethmoïdale très développés.

La démonstration expérimentale et par cela même la plus concluante contre les affirmations paradoxales mentionnées plus haut fut donnée par Schiff ; mais la critique de Bérard avait porté de telle sorte que l'attribution de l'odorat fait par Magendie à la cinquième paire ne tarda pas à être abandonnée.

Dans ce même article du Dictionnaire en 40 volumes, Bérard a fait un excellent exposé des notions de ses contemporains sur l'olfaction. Celles-ci se réduisaient alors à peu de chose et l'auteur rappelle à ce propos la phrase découragée de Haller : « Il est étonnant que les physiciens qui ont si bien étudié la figure des sels, les rayons de la lumière et les vibrations de l'air aient si complètement négligé la théorie des odeurs », il s'y associe encore, bien que la remarque en question remontât à près de cent ans. Il faut noter cependant qu'à côté de l'hypothèse chimique, l'hypothèse vibratoire avait été esquissée déjà par Walther qui alléguait que le corps odorant ne perd pas sensiblement de son poids. Bérard se rattache plus volontiers à l'hypothèse chimique ; car, dit-il, bien que la perte de poids soit minime, elle existe néanmoins nettement pour certains corps (ex. camphre) et l'idée d'un mouvement vibratoire « se concilie difficilement d'ailleurs avec le transport des odeurs à d'énormes distances ». Il cite les expériences de Prévost, assez concluantes à ce sujet, qui, mettant du camphre, ou de petits corps solides imbibés d'éther, d'acide benzoïque, succinique, etc., sur l'eau, vit celui-ci tourbillonner rapidement par suite de l'exhalation du fluide odorant admis déjà par Boerhaave au xviii⁰ siècle, puis par Fourcroy, par Bertholet, etc. La petitesse de ces particules odorantes serait prodigieuse. Bérard rappelle que Haller, ayant retrouvé des papiers, parfumés par un grain d'ambre gris quarante ans auparavant, dans un de ses tiroirs et les sentant encore odorants, établit un calcul d'après lequel un pouce de ce papier aurait reçu son odeur de la 2.891.064.000 partie de ce grain. Keil, se basant sur une expérience avec l'asa fœtida, aurait conclu de ses recherches numératives, que la molécule odorante de cette substance serait une fraction de pouce cube, représentée par 21 chiffres à la file. « Sprengel dit qu'une racine de valériane celtique, conservée dans un herbier, répandait une odeur agréable deux cents ans après. » Enfin, à dix lieues de mer, les marins expérimentés de ces parages reconnaîtraient, dit-il, Ceylan à son parfum, bien avant de voir cette île paradisiaque. Mais, reprend l'auteur, ce n'est pas faire avancer beaucoup la question que de dire qu'elle est chimique, ou que la dissolution des parties odorantes excite un courant électrique ?

Le courant d'air qui excite l'odorat vient-il toujours des narines ? Ne peut-il pas provenir, *en traversant les choanes*, du pharynx ? Galien le niait et son opinion généralement adoptée fut défendue dans l'article que nous analysons par Bérard, qui crut le démontrer péremptoirement, en rappelant que les tuberculeux du 3⁰ degré ne sentent nullement l'horrible odeur qui s'exhale de leurs cavernes et qui incommode si fort l'entourage.

Debrou, habile expérimentateur français, ne se laissa pas convaincre et il répond ainsi dans sa thèse inaugurale à l'argument de Bérard :

« A ces autorités, je puis opposer Perrault qui dit : « Le mouvement et l'impulsion que l'air a, dans la respiration, sert aussi à porter les odeurs sur l'organe de l'odorat, et cette impulsion se fait par les narines ou par l'ouverture qui est au palais... » Et il ajoute : « En effet, il y a des animaux comme le cormoran, qui, n'ayant point de narines, ne reçoivent les odeurs que par cette ouverture. »

« Je crois que Perrault a raison. On ne voit pas pourquoi un air odorant, venu de la poitrine ou de l'estomac, ne ferait pas impression sur le nerf olfactif.

« Peut-être l'impression sera-t-elle moins facile alors, parce que le chapiteau nasal, avec sa voûte, ses muscles et son ouverture inférieure, contribue à la perfection de l'organe en dirigeant les vapeurs odorantes vers la partie supérieure du nez, là où sont les ramifications du nerf. » Une expérience ingénieuse démontra le bien fondé de cette affirmation. Ayant fait choix d'une substance qui ne put impressionner le goût (solution faible de fleur d'oranger), il avala une gorgée de liquide, et aussitôt expirant par les narines, il perçut nettement l'odeur. Ainsi se trouvait expliqué le parfum que répandent certains aliments quand on les mastique, le bouquet de certains vins quand on les boit, les particules odorantes qu'ils disséminent dans le pharynx, pouvant remonter par les choanes jusqu'à la zone olfactive des fosses nasales.

MÂCON, PROTAT FRÈRES, IMPRIMEURS.

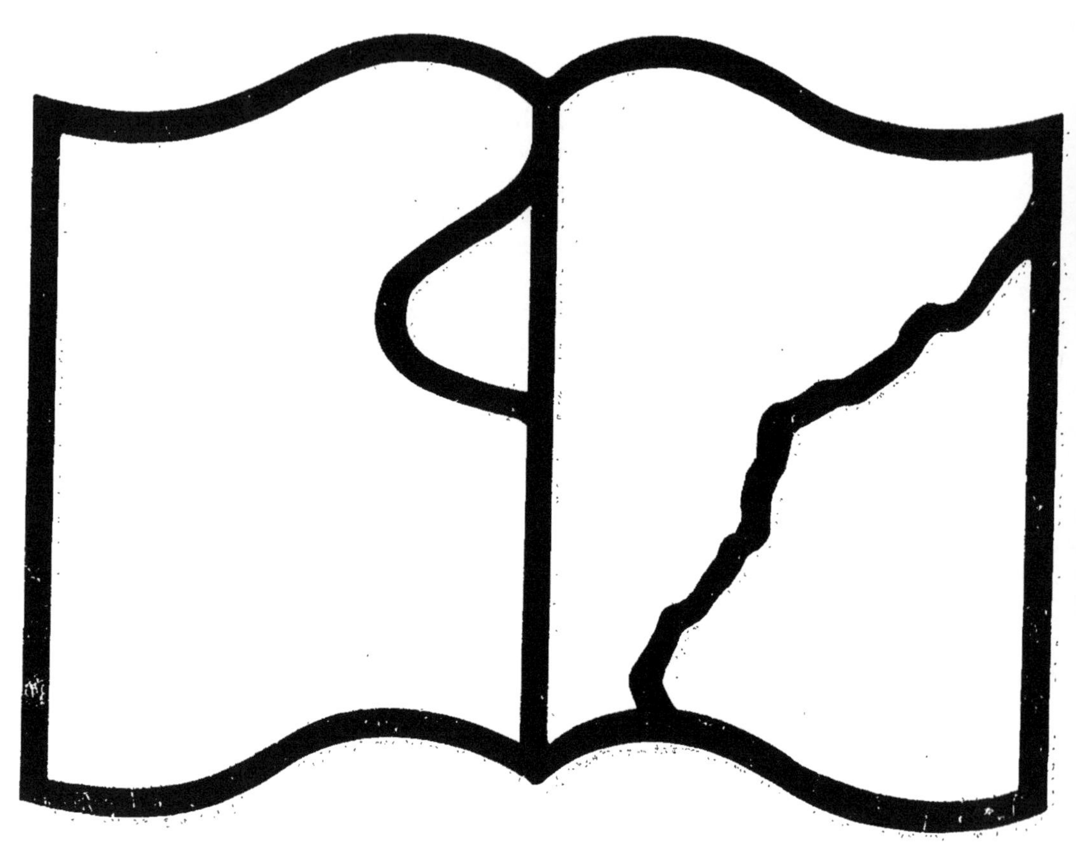

Texte détérioré — reliure défectueuse

NF Z 43-120-11

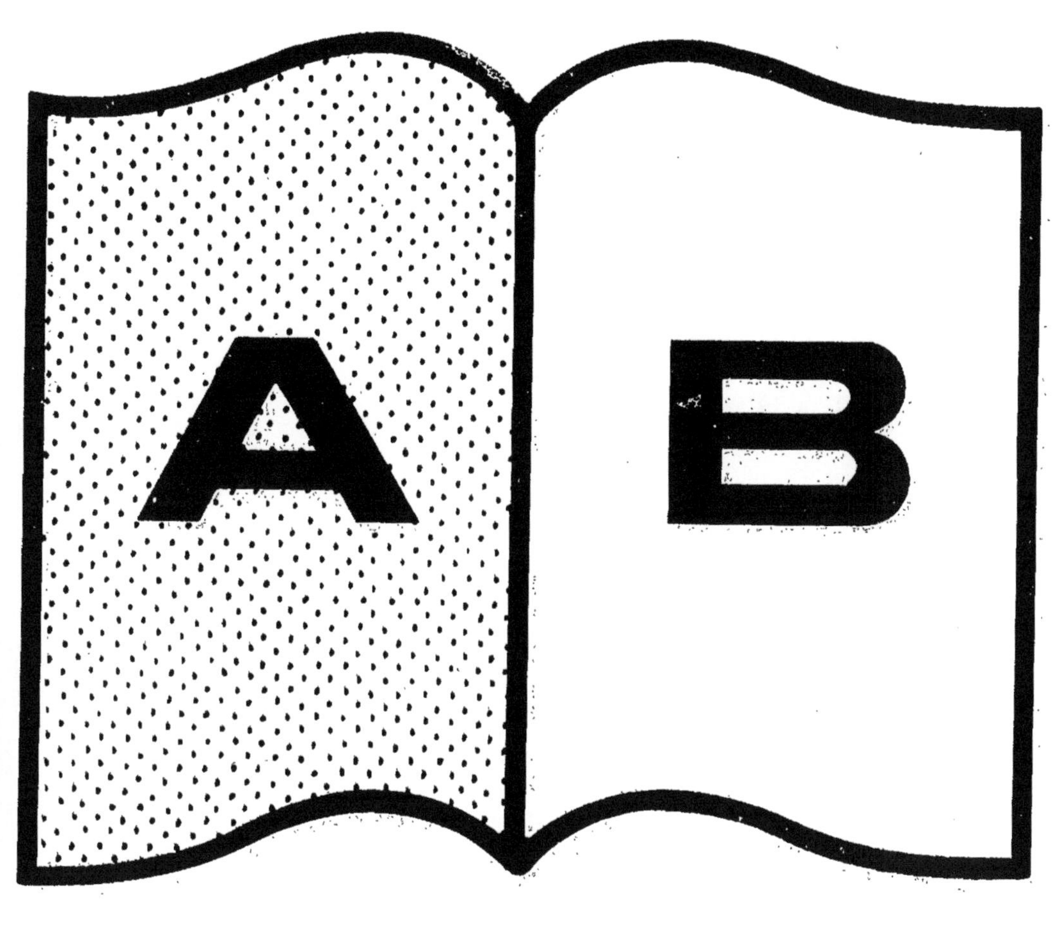

Contraste insuffisant

NF Z 43-120-14